KB063570

아픈 몸이
내 마음을 살리다

* 황영숙 에세이

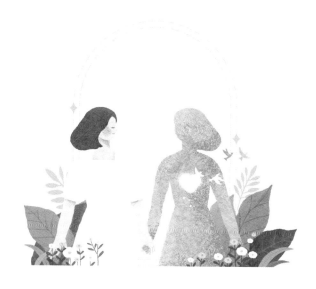

가슴 깊이 스며드는 삶의 이야기와
공감의 에너지가 가득한
난치병 백반증이란 친구와의 여정

황영숙

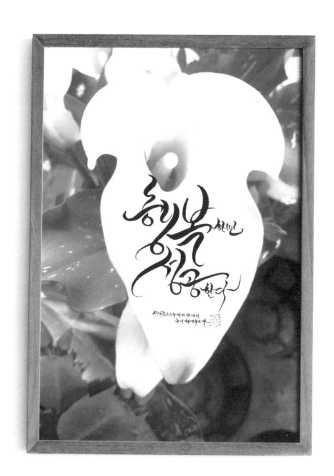

아픈 내 몸의 스트레스 해소
피부과 전문의

피부과에 오시는 대부분 환자는 세상 시름 걱정과 염려 가득한 어두운 표정으로 병원문을 들어서고 지속해서 치료받지 않고 드문드문 피부과에 내원하다 더디게 진행되는 사람들이 많다.

하지만 백반증을 가지고 피부과에 찾아온 황영숙 환우는 여느 백반증 환우들보다 밝고 명랑한 태도로 병원문을 들어서는 환우이다. 꼭 완치될 것 같은 기분이 드는 환자였다.

백반증이 있거나 아픈 몸으로 살아가면서 절망과 좌절의 삶을 살아가고 있는 사람들에게 에너지 넘치는 생활을 할 수 있는 희망을 주는 책이다.

– 구리 우리 피부과 의사 **권상진**

'씨익 웃고 쓰윽 하자'의
실천운동가

　자세히 보아야 예쁘다. 오래 보아야 사랑스럽다. 황영숙 교장 선생님이 그
렇다. 백반증이란 병으로 얼마나 많은 가슴앓이를 하였을까요!

　백반증이 찾아왔지만 아름다운 인생을 위하여 열정적으로 살아가는 모습
이 늘 보기 좋았습니다.

　씨익 웃고 쓰윽 일하면서 백반증을 이겨내고 행복을 느끼며 주변 사람들
에게 늘 밝은 모습과 태도로 긍정적인 마음으로 대하며 행복을 선사하는
리더였습니다. 아픔이 있는 사람으로 보이지 않았는데 범상치 않은 삶, 즐
기는 삶을 영위하는 배움을 주는 선생님으로 카네기 친구로, 살사 파트너로
함께 인생을 살아가는 것이 든든하고 행복합니다.

　미인 대칭 비비 불(미소 짓고, 인사하고, 대화하고, 칭찬하며, 비난, 비판,
불평하지 말자)을 남다르게 실천한 저자가 쓴 이 책을 읽는 모든 사람도 긍
정의 에너지를 받을 수 있는 책이라고 확신합니다.

– 카네기 평생교육원 회장 / 경영학 박사 **최염순**

내 마음을 웃게 한

    진정 사랑하는 법을 가르쳐준 것들

"인간은 스스로 믿는 대로 된다"

-안톤 체호프-

봄이 저 멀리서 눈치 보던 2018년 2월,

소리 없이 찾아온 불청객 백반증, 훌렁 벗겨진 나의 피부, 소스라치게 놀란 그날을 잊을 수 없습니다. 왜! 라고 자신에게 질문을 해 보노라니 그것은 '격심한 스트레스였구나' 하고 답을 얻게 된다. 너무나 야속한 백반증, 나의 피부에 미안한 순간이다. 살아오면서 스트레스를 받지 않을 수 없었겠지만, 육체라는 메커니즘, 육체라는 유기체는 지혜를 갖고 있음을 알았다. 몸은 그 스트레스를 감당할 수 없었나 보다

"미안해, 용서해줘, 나의 피부야!
많이도 사랑하지 않았구나! 정말 미안해"

이미 내 몸에 온 백반증의 치유 방법으로 정신 심리학적인 접근도 필요하다고 한다. 백반증으로 살아가더라도 완치면 더욱 좋겠지만 기쁨의 그 날은 올 것이라 희망에 차고 즐겁게 나날들을 보낸다는 그것이 중요하다.

심리학자 칼 로저스는 '자기실현 성향(Self -actualization tendency)이라는 잠재된 성장의 욕구가 있다고 한다. 더 나은 삶을 향해 나아가기 위한 동력을 의미한다고 하니 긍정적인 나의 메시지를 부여함으로써 긍정 확언의 효과로 나의 삶을 변화시킬 필요성이 절실한 때가 되었다.

백반증으로 고생하고 고민하고 막막해하면서 슬퍼하는 심지어 극단적인 "죽음"이라는 상황의 늪에서 힘겨워하는 환우들을 위해서 조금이나마 위안이 되고 즐거운 생활, 긍정적인 삶을 영위할 수 있는데 도움이 되었으면 하는 마음으로 백반증으로 살아가면서 가슴 저미는 생활 속에서 진정으로 나를 사랑하는 방법을 알게 되고 내 마음이 웃게 되는 이야기를 펼쳐본다.

차례

Part 2.
마음의 파도 마음 다스림을 위한 파도 같은 여정

Part 1.

마음의 풍랑

불청객 백반증에 구속되다

앗! 세상에 이런 일이

우리는 옳거나 행복하거나 둘 중 하나이다.
-마리안 윌리엄슨의 책 <기적의 과정 COURSE in Miracles> 중에서-

우리는 살다 보면 '이날은 절대 잊지 못할 날이야'라고 말할 수 있는 잊을 수 없는 날이 있다. 희로애락이란 말이 있듯이 가장 슬픈 날, 가장 화난 날, 가장 기쁜 날, 가장 즐거운 날들이 있을 수 있다. 기쁘고 즐거운 날을 잊을 수 없는 날이라면 행복한 순간이겠지만 애써 잊으려도 잊을 수 없는 가장 아프고 슬픈 날이라면 '절대'라는 단어를 빌려 표현하듯이 평생 머릿속에서 남아 트라우마가 되어 삶의 영역에 큰 영향을 미친다.

나 역시 항해하던 배가 거센 풍랑을 만나 이리저리 안갖 힘을 쓰듯 절대 잊지 못할 아픔과 슬픔이 함께 나를 덮쳐 헤어 나오지 못할 병마가 찾아왔다.

2018년 1월 반갑지 않은 나쁜 인유두종 바이러스로 인해 자궁 원추 절제술을 한 후 1달가량 몸살처럼 온몸이 누군가가 잡아당기는 듯이 아팠다. 그 후 1달이 채 지나지 않은 겨울날, 2018년 2월 초, 샤워하고 거울을 보고 깜짝 놀랐으니 세상에 이런 일이 왼쪽 목과 팔, 왼쪽 가슴 위쪽에 피부가 하얗게 벗겨져 있었으니 놀란 가슴에 혼미한 상태가 되었다.

왜 나에게 이런 병이 찾아온 것일까?

사랑하는 나의 어머니, 아버지의 따뜻한 사랑과 지극 정성의 교육열에 힘입어 남들이 다 보내는 대학 공부하고 유치원 교사, 초등학교 교사로 교감으로 교장이 되기까지 30여 년간 시어머니들 모시고 시집살이를 해왔고 아들과 딸, 남편 가족을 지키며 의무감과 책임감으로 남들보다 더 열심히 충실히 살아온 그것밖에 없는데 왜 이런 난치병이 나를 습격한 것인지에 대해 억울함과 분노가 치밀었다.

동네 피부과에 갔더니 여의사가 어루러기라고 진단을 내리고 항균제 먹는 약과 연고를 처방하면서 15일간 먹고 바르라고 한다. 15일간 열심히 지성껏 먹고 바르고 했지만 아무런 반응이 없다. 또 다른 병원에 갔다. 병원에서도 항진균 먹는 약 1주일을 처방하였다. 또 열심히 먹고 바르고 하지만 아무런 반응이 없다.

1주일 후 다시 병원에 갔더니 우드 등으로 보자고 하여 관찰한 후 의사선생님은 백반증 소견이라고 소견서를 써 주면서 상급병원에 가라고 하였다.

어느 날 갑자기 백반증 같은 증상이 찾아오면 병원을 찾았을 때 의사한테 발병한 병에 대해 이것저것 질문할 수 있는 지식 정보를 갖고 병원을 찾아야겠다는 생각이 든다. 백반증은 초기에 진료하면 훨씬 효과가 있다고 하니까 말이다.

조용히 잠을 자고 있는데 어둠 속으로 돌풍처럼 불어온 병마, 느닷없이 없어져 버린 나의 소중한 멜라닌 검은 피부, 사랑했던 육신의 일부였으니 많이도 당황하고 슬프고 아픔으로 다가왔다.

자신의 의지와 상관없이 이미 변해버린
소중한 나의 몸을 어떻게 사랑해야지?

날벼락 같은 피부과 전문의의 말말말

일어난 일은 누구를 탓할 것이 아니라
지혜를 발휘하려고 생각하는 것이 먼저이다.
- 무명 -

2018년 3월, 대부분의 백반증 환우들의 마음 같은 간절함의 심정으로 서울 OO 병원 피부과를 접수하고 전문의를 만났다.

"백반증이네요. 2~3년 치료하셔야 합니다. 1주일에 2번 엑시머 레이저 치료받고 바르는 약 프OOO 처방 할 테니 1주일에 2번 바르세요"

진료받고 엑시머 레이저 치료하니 진료비가 66,800원 결제하고 힘없이 병원을 뒤돌아 나왔다.

집과 거리가 있고 교통체증에다 직장 근무하면서 2~3년을 이런 진료비를 그리고 거리가 있는 병원까지 다녀야 한다는 것이 막막하고 힘을 잃었다.

그러나 일단 1달가량 엑시머 레이저와 프로토픽을 열심히 발랐다. 1달가량 힘들게 다니다 보니 지쳐갔다. 가까운 피부과를 물색하기 시작했다.

막막하고 허무하고 병원에서 엑시머 레이저를 받고 뒤돌아서는 나의 발걸음은 무겁다. 나 자신보다는 타인에 대한 원망의 마음이 앞서는 그것을 이 마음을 어떻게 달래야 하는 것인지 혼란스럽기만 하다 새로운 마음 먹기 연습이 절실히 필요한 상황이 된 것이다.

대한 백반증 학회에서 새로 밝혀진 백반증의 병인과 개발 중인 표석지료제: IFN-γ 가 각질형성세포의 JAK/STAT 경로를 통해 CXCL10의 분비를 유도하고 CXCL10은 CCXR 3을 표현하는 CD8+ T세포를 피부로 유인하여 멜라닌세포를 공격하는 것이 백반증의 병인으로 밝혀졌으며, 현재 이 경로를 차단하는 표적치료제에 관한 임상 연구가 한창이다. 또한, 조직 상주 기억 T세포가 백반증의 재발에 관여하는 것으로 밝혀지면서 조직 상주 기억 T세포의 생존에 관여하는 IL -15와 그 수용체를 차단하는 표적치료제의 개발에도 관심이 쏠리고 있다고 한다.

출처: 대한 백반증 학회/커뮤니티/백반증 치료의 다가오는 미래 9(대한피부과의사회지)

도대체 그게 뭐야

인생의 유일한 목적은 행복이며
하루에 몇 번 미소 짓느냐가 인생의 유일한 척도이다.
- 스티브 오즈니악 -

병은 알리라고 했던가? 힘든 것은 알리라고 한다, 그래야 이런저런 정보를 알 수 있는 것이다.

병이 생기면 가족들, 직장 사람, 주변 지인들에게 알려야 한다고 사람들이 말한다.'그런 병에는 이런 것이 좋대', '그 병은 어디에 있는 병원 그 의사가 명의래', '누가 그 병원에 다니면서 그 병이 다 나았대.', '그 병에는 이런 약이 좋대'라면서 치료법, 병원, 유명 의사 등에 대한 정보를 하나라도 더 듣게 되는 것이다.

백반증이라고 말하고 싶지 않지만, 지인들과 사람들에게 알렸다. 사람들은 내게 말하기를 완전히 다른 삶을 살아야 한다고 말한다.

'완전히 다른 삶'

그것이 무엇일까? 종교를 가지는 것, 인간관계에서 사람들에 대한 태도 변화, 스트레스 상황 만들지 않기, 변화하지 않으면 백반증도 개선되지 않는 것이라는 걸 알아간다.

최염순 박사의 저서《씨익 웃고 쓰윽하자》에서

'씨익 웃으면 긍정적으로 된다. 긍정적으로 되면 범사에 감사하게 된다. 범사에 감사하면 행복해신나. 행복해지면 쓰윽 일을 히게 된다. 쓰윽 일을 하다 보면 조금씩 일을 잘하게 되고 일에 가속도가 붙게 된다. 탁월한 성과를 나누면서 행복한 인생을 즐기게 된다'

라고 썼다.

나는 신이 주신 선물 육체와 정신을 덜 사랑하였나 보다. 사람들에게 그 동안 어떤 사람이었을까? 데일 카네기연구소 최고경영자과정에서 터득한 미인 대칭 비비 불이 생각난다. 미소 짓고, 인사하고, 대화하고, 칭찬하고, 비난, 비평, 불만하지 않는 생활은 행복한 인생을 살 수 있는 것이라고 한다.

이제까지의 삶과는 완전히 다른 삶을 살아가면서 행복을 찾는 삶을 살아야 하는 것이다

험난한 길 극복

> 친절한 한 마디는 짧지만 그 울림은 끝이 없다.
> - 마더 테레사 -

　가을비가 하염없이 내리는 날, 하지만 가을 향기 가득한 따사로운 아침이다. 직장 업무실 2층 창가에 차 한 잔을 들고 서니 내 몸 구석구석 세포들이 따뜻한 가을햇살을 받고 행복해 하는 느낌이다.

　그래,

　사람의 몸은 참 똑똑한 거야. 웃어 기쁜지 울어 슬픈지 무엇이든지 알고 있는 것 같다. 출근 전 집에서 연고를 바르지 못했기에 직장 화장실에서 스카프를 풀고 검정색 검은 자켓을 벗고 속에 입은 검정색 얇은 티셔츠를 벗고 왼쪽 목, 어깨, 가슴 앞쪽 부위에 백반증 치료 연고인 가성카탈라제를 정성껏 사랑스럽게 어루만지면서 발랐다. 1주일 2회씩 습관처럼 발라야 하는 일상은 번거롭기도 하고 막막한 일이지만 잠을 자고 일어나 아침을 먹고 일을 하는 일상처럼 정성을 들여 치료해야 한다고 생각한다. 이러한 과정은 극복의 과정이다.

　프리드리히 니체(Friedrich Wilhelm Nietzsche)의 《차라투스트라는 이렇게 말했다》자기 '극복에 대하여'에서 극복을 이렇게 표현했다.

　삶 자체가 내게 비밀을 말해주었다.

　"보라, 나는 언제나 자기 자신을 극복해야 하는 그 무엇이다."

　살아가는 인생, 즉 삶 속에서 힘든 일, 아픈 일, 어려운 일은 긍정과 용기를 앞세워 극복해야 하는 과정이라는 것을 시사하는 내용이다.

　장애인단체에서 장애 이해 교육을 위해 극단 구성원들이 학교에 왔다. 장애우가 있는 학교 공간 그 학생들도 많은 것들을 극복하면서 학교생활을 하는 아이들이 아닌가? 교육 공간에서의 다양한 아이들이 교육받는 곳이니 다름을 인정하는 아이들과 극복해야 하는 아이들과 어울림의 공간으로 거듭나기 위한 리더로서 극복이란 또 다른 의미를 되새겨 본다.

삶은 자기 자신을
극복해야 하는 그 무엇이란다.

수치심을 어찌할까?

양지만 보고 있으면 그림자는 보이지 않는다.
- 헬렌캘러 -

당혹스럽지만 말해야지

수치심이란 뜻은 스스로가 거부되고, 조롱당하고, 노출되고, 다른 사람으로부터 존경받지 못한다는 고통스러운 정서를 가리키는 용어이다. 수치심에는 당혹스러움, 굴욕감, 치욕, 불명예도 포함된다.

어느 날 느닷없이 내 몸에 들이닥친 병 때문에 수치심을 갖게 된 것이다.

병이 노출되는 것이 꺼려지고 당혹스러운 감정이 마음을 점령한다. 수치심에 굴복하여 마냥 자신을 내동댕이친다는 것은 자신에게 허락되지 않는다.

수치심 관리를 잘하여 자존감을 높여 사회적 감정을 평안하게 가져야 할 필요가 있다. 수치스럽지만 병은 지인들에게 사람들에게 알리라고 한다. 혼자만 몸속의 가슴속에 묻어두고 숨겨두고 한다면 더 스트레스가 된다.

햇볕이 쨍쨍한 여름날이 되면 백반증 환우들은 옷 입기가 여간 괴로운 것이 아니다. 특히 목이나 가슴에 백반증이 있는 나도 고민이 많다.

백반증이 있음을 아는 지인이 어느 날, 우아님! 인터넷 검색을 하다 보니 목과 가슴에 백반증을 가릴 수 있는 칼라 달린 망사옷이 이쁜 것이 있는데 검정색도 있고 흰색도 있다고 하면서 선물로 사 주고 싶다고 한다.

이렇게 고마운 시인일 수가! 백반증으로 살아가야 하는 나에게 귀한 선물을 주었으니 여름엔 목과 가슴을 드러내고 다녀야 하지만 귀한 선물 망사옷으로 엣지있고 멋지게 코디하여 잘 입고 다니고 있다.

고민과 슬픔을 나눌 수 있는 지인과 가족이 있으면 행복이다. 선물은 값

비싸고 귀한 것도 좋으련만 더 의미 있는 선물은 꼭 필요한 것, 그리고 고민을 해결해 주는 선물 또한 귀한 것이다. 한편, 마음 깊은 곳에서 부끄럽고 수치스러움도 고개를 들지만 고마운 마음이 앞선다.

절망

그리고

좌절

그래도

희망이라는 단어가 있잖아

희망을 꿈꾸고 있다는 것은

행복이란다

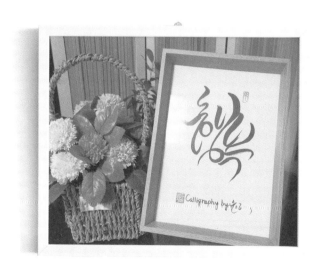

제 2 장

백반증 알고 있나요

건강하자 멘탈 365

첫 번째 부는 건강이다.
- 랄프 왈도 에머슨 -

   백반증은 자가면역질환이기 때문에 면역력 강화 보다는 면역력 균형을 위한 생활습관이 무엇보다 중요하다는 것을 알게 되었다. 우리의 뇌는 평생에 걸쳐 새로운 세포를 만들고 성장하며 모든 세포는 죽고 다시 생성되어 7년이 흐르면 온 몸 전체가 재생된다고 한다.

   그럼, 7년 후 나의 재생된 몸에 대한 희망이 생기기 시작한다는 뜻이 아닌가? 재생된 몸에 대한 희망을 갖고 평소 생활습관에서부터 실천하는 것이 중요하다.

   프리드리히 니체(Friedrich Wilhelm Nietzsche)의《차라투스트라는 이렇게 말했다》에서 긍정, 용기에 대한 언급이 있다.

   "모든 것은 가고 모든 것은 되돌아 온다, 존재의 수레바퀴는 영원히 굴러간다. 모든 것은 죽고 모든 것은 다시 피어난다. 존재의 세월은 영원히 흘러간다(중략) 모든 '여기'를 중심으로'저기'라는 공이 회전한다. 중심은 어디에나 있다. 영원의 오솔길은 굽어있다." 영원회귀의 무상함을 담아낼 수 있는 유일한 형식이 '긍정'이다 허무주의의 원천으로 해석될 수도 있는 영원회귀를'다시 한번!'하며 긍정적으로 받아들일 수 있는 것은 다름 아니라 인간에게 고유한'용기'용기가 내 뿜는 힘은 저절로 춤이 된다."

이제부터 나에게 '긍정'과 '용기'를 내어 긍정과 용기의 힘이 저절로 춤이 되도록 자기혁신이란 슬로건으로 건강 피라미드를 위한 실천 다짐을 한다.

여유를 찾는 생활 습관 가지기

정수기에서 물을 받을 때는 복식 호흡하기, 엘리베이터를 기다릴 때도 복식호흡, 운전할 때도 오왼앞주 (오른쪽 보고 왼쪽 보고 앞으로 보고 주행하기)차 보고 차의 흐름 따라 운전하기

면역력 균형

내가 먹는 것이 내 몸이니 골고루 먹기, 천천히 먹기, 적당하게 먹기, 제때 먹기, 편안히 먹기, 복식 호흡하기

먹지 마시오

잘 먹고 활동적으로 지내면 나머지는 따라올 것이다.
- 익명 -

백반증에 좋은 음식 나쁜 음식은 무엇일까?

많은 심리학자 중 매슬로우는 인간 심리이론 중 5단계 욕구 위계 이론을 소개했다. 즉, 말하자면 생리적 욕구, 안전의 욕구, 소속의 욕구, 존경의 욕구, 자아실현의 욕구로 5단계 욕구위계이론이다. 그 중 생리적 욕구는 욕구 단계의 최하위에 있으며 삶을 영위하는데 가장 필수적인 욕구로 공기·음식·성·휴식·배설 등이 포함된다고 한다. 1단계인 욕구 만족은 인간을 생리적 욕구의 지배에서 벗어나게 함으로써, 이 보다 상위의 사회적인 다른 목표들이 나타날 수 있게 해서 중요하다고 한다.

> 매슬로의 욕구단계설(Maslow's hierarchy of needs)은 인간의 욕구가 그 중요도 별로 일련의 단계를 형성한다는 동기 이론 중 하나로, 1943년 미국의 심리학자 에이브러햄 매슬로가 발표하였다. 인간의 욕구는 타고난 것이며 욕구를 강도와 중요성에 따라 하위단계에서 상위단계로 계층적으로 5단계로 분류하였기에 욕구 5단계 설이라고도 한다. 생리적 욕구, 안전의 욕구, 애정과 소속의 욕구, 존중의 욕구, 자아실현의 욕구를 말한다.
>
> 출처: 위키백과

인간이 살아가면서 먹는 즐거움이 어찌 보면 가장 큰 행복이다. 매슬로우의 욕구설에서 보았듯이 인간의 욕구인 최하위 생리적 욕구 중 음식, 먹는 것이 포함된다. 백반증에는 먹으면 좋은 음식 먹지 말아야 할 음식이 있다니 음식에 대한 좌절이 생기지 않을 수 없었다.

그럼, 백반증 환자들에게는 좋은 음식은 무엇이 있을까? 많은 시간을 인터넷, 도서, 신문 등을 찾아다니며 백반증에 좋은 음식, 나쁜 음식, 등 정보를 사냥하는 것이 일상의 일이 되었다.

백반증에 좋은 음식은 항산화 음식이라고 한다. 항산화라는 뜻은 산화의 억제를 뜻한다. 노령화 시대에 접어드는 요즘 건강 TV 프로그램이 많다. 건강 프로그램에서 노화와 관련하여 세포의 노화 과정과 예방을 설명할 때 의사들이 설명하면서 등장한 개념으로 익히 많이 들어온 개념이다.

세포의 노화는 곧 세포의 산화를 의미한다. 우리가 호흡하여 몸에 들어온 산소는 몸에 이로운 작용을 하지만 이 과정에서 활성산소가 만들어진다. 지나친 활성산소가 산소를 불안정한 상태에 드러내는 것을 이야기하는데 사람이나 동물의 몸에 나쁜 영향을 준다. 따라서, 활성산소를 적절히 유지하는 것이 세포의 산화, 세포의 노화를 막는데 주요한 원리라 한다.

백반증에 좋은 음식들
- 종합비타민 (비타민C, B6, B12, E, 엽산, 구리, 아연, 마그네슘 등)
- 견과류 (국산 검은 들깨, 호도, 잣, 검은콩, 율무, 밤)
- 은행, 후추 (최근 연구 결과)
- 콩 등으로 만든 제품, 우유
- 포도, 매실, 채소, 조개, 굴, 생강, 양파
- 녹차, 석류, 케일, 후추, 오렌지, 레몬, 자몽, 파인애플, 딸기
- 해바라기 씨, 들기름, 참기름 등

백반증에 나쁜 음식들
- 홍삼, 가시오가피, 꿀, 상황버섯, 봉침(벌침), 알로에
- 화학조미료, 인스턴트, 동물성 기름, 등푸른생선
- 치즈, 버터, 마가린, DHA, 돼지고기, 닭고기(특히 닭 껍질)

언젠가부터 왼쪽 눈이 떨리더니 며칠 동안 가라앉지를 않았다. 흔히들 눈이 떨리면 스트레스가 많거나 잠이 부족하거나 마그네슘이 부족하다고 말한다. 그래서 잠도 푹 자보고 마그네슘이 많이 들어 있다는 바나나, 시금치도 먹어보고, 발포 마그네슘도 먹어보고 했지만 가라앉지를 않는다.

침을 맞으면 나으려나 싶어 한의원에 가서 얼마 동안 침을 맞아도 차도가 없다. 새로 간 한의원은 권도원 박사의 8 체질의학에 근거하여 환자들을 치료하는 한의원이었다. 3일간 내원하여 맥을 짚고 침 치료를 받은 후 나의 8체질 섭생표를 주었다. 나를 8체질 섭생표에 의하면 금음체질이라고 진단했다.

8체질 섭생표는 크게 ○○반드시 필요한 음식, ○유익한 음식, △자주먹으면 해로운 음식, ×해로운 음식, ××절대 금해야 할 음식으로 분류하였다.

동물성단백질, 식물성단백질, 기름, 탄수화물, 향신료, 과일, 채소(잎, 줄기), 채소(뿌리), 해조류, 과일, 약재, 기호식품, 음료, 주로(기본적으로 모두 해로움), 장신구, 기타활동 등을 기준으로 한 섭생표였다.

한의원 원장님은 8체질 섭생표를 출력하여 주시고 설명을 하시는데 필요한 음식, 유익한 음식에 해당하는 ○표가 입력된 음식들보다 ×표가 표시된 음식들이 더 많다. 난감하다. 무엇을 먹고살아야 하는 것인지?

금음체질은(colonotonia)은 건강 제1조는 모든 육식을 끊는 것이고 제2조는 약을 쓰지 않는 것이며 제3조는 화내지 않는 것입니다. 혹 근육무력증이 있을 때는 더욱 주의하고 항상 온수욕보다 냉수욕을 즐겨야 합니다.

해로운 것은 모든 육류 및 육제품, 마늘, 민물고기, 커피, 차 종류 빛 카페인 음료, 인공조미료, 설탕, 가공 음료수, 밀가루, 수수, 호박, 대부분의 콩 종류, 청국장, 모든 뿌리채소붙이, 버섯, 율무, 배, 사과, 멜론, 모든 견과류(밤 은행 포함), 아트로핀 주사, 아스피린, 비타민제제 A, D, E, 페니실린, 알칼리 이온수, 금니, 사우나(반신욕 포함), 등산 및 숲속 주거, 컴퓨터 가용

이로운 것은 메밀, 쌀, 모든 바다 동물(각종 생선이나 조개류, 단, 굴과 새우는 화가 안될 시 제외), 달걀흰자, 완두콩, 강낭콩, 모든 푸른 채소, 오이, 고사리, 김, 포도, 복숭아, 감, 앵두, 파인애플, 딸기, 코코아와 초콜릿(무설

탕), 산성이 온수, 포도당 주사, 오가피, 수영, 길게 내뱉는 심호흡

금음체질의 일반적 특징은

대장(폐)이 크고 담(간)이 작은 체질입니다. 방광(신장)이 비교적 크고, 소장(심장)은 비교적 작은 편입니다. (크고 작음은 장부 기능의 좋고 나쁨이 아니라 물리적인 크기의 차이를 말하는 것으로 장부가 크다고 반드시 건강한 것은 아니고, 작다고 약한 것은 아닙니다.)

명랑하고 진취적이며 감성적으로 민감합니다. 사려가 깊고 일관성이 있어 다양한 재주와 전문성을 나타냅니다. 청각이 예민하여 음악적 재능이 있고 대인관계는 다양하고 원만한 편입니다.

건강이 상하면 부정적으로 소심해져 의심이 많아지고 자기주장이 지나치게 강하여지는 모습을 보입니다. 지나친 육식과 약물의 복용은 만성피로, 소화불량, 신부전, 각종 자가 면역질환을 유발하며, 특히 중증근무력증, 파킨슨병 등, 다양한 난치 근육질환의 원인이 됩니다. 땀을 많이 내면 만성 피로감이 쉽게 옵니다. 위의 내용은 이 체질의 평균적인 성향을 설명한 것으로 개개인의 성장환경, 현재의 직업, 사회적 위치, 건강 상태에 따라 달라집니다.

출처: 정통 8체질의학

어느 날 텔레비전 프로그램에서 본 이형석 교수님의 인터뷰 장면에서 하신 말이 생각난다. 이형석 교수님은 100세가 넘었는데 아직도 건강한 생활을 한다고 한다. 인터뷰 중에서 일상생활과 섭생에 대해 말했다.

일상생활은 매일 일기를 쓴다고 한다. 먹는 것은 많이 먹지 않는 식생활을 하고 있다고 말한다. 건강생활을 하고 장수하고 있는 사람들을 모델 삼아 생활 실천을 해 보는 것도 배움이다.

건강을 위한 단식도 있지 않은가? 간헐단식법이란 건강을 위한 식생활도 있다. 종교 생활을 하는 사람들은 금식 기간이라는 것도 있다. 병원에서는 검사를 위해 환자를 금식시키기도 한다. 모 정치인은 단식투쟁을 하면서 정치의 일 단면을 보이기도 하지 않았는가? 섭생표에 ×표시가 많은 음식이

수두룩 하지만 죽기야 하겠어! 이런 생각을 해 본다.

《태초 먹거리》의 저자인 이계호 박사님은 채소와 과일 섭취에 대해서 이렇게 말했다. p276~277

오늘부터 부부 싸움 후에는 반드시 색깔 있는 채소와 과일을 나누어 섭취하는 것을 강력히 추천한다. 하지만 사실 더 좋은 방법은 부부 싸움을 하기 2시간 전에 색깔 있는 채소와 과일을 미리 섭취하는 것이다.

항산화 물질이 혈액에 포함되어 있어서 부부 싸움을 해서 생성되는 활성산소가 즉시 중화되기 때문이다. 미국암협회에서는 '5A day'라는 캠페인을 통하여 하루에 5가지 색깔의 채소와 과일을 매일 섭취하면 절대로 암에 걸리지 않는다는 사실을 알리며 색깔 있는 채소와 과일을 균형 있게 섭취하는 중요성을 강조하고 있다.

한국에서 스트레스를 받는 모든 사람이 가장 자연스러운 방법으로 스트레스를 없앤다면 지금보다는 훨씬 더 건강한 사회를 이루어 갈 수 있을 것이다. 색깔 있는 채소와 과일 중에는 과당이 많이 포함되어 단맛이 있는 채소와 과일만을 섭취하면 문제가 있어서 골고루 섭취하여야 한다.

스트레스는 색깔 있는
채소와 과일로 해결하자.

백반증과 혈액형, 성격유형

사람에게 인격은 꽃에게 향수와 같다.
- 찰스 M. 슈바브 -

정상인에 비해 백반증 환자에서 정신적인 충격에 민감성이 높기 때문에 백반증 성격이라는 타고난 민감한 성격에 대한 의문도 제기되고 있다.

환자의 성격과 백반증의 발병과의 연관성은 연구조사 해야 할 분야인 것 같다. 정서적인 충격과 백반증의 발생 부위와 연관되어 생긴다는 보고도 있다.

즉, 부정한 아내를 가진 남자에서 성기에 백반증이 생겼다는 경우도 있고, 죄수는 발에, 임산부는 배에 백반증이 생겼다는 경우도 있다. 물리적 외상 후 생기는 백반증에 관한 보고는 다양하다.

머리를 다친 후 백반증이 생겼다는 보고도 있고 상처받은 부위에 백반증이 생겨서 주위로 번졌다는 경우도 매우 흔하다.

스트레스가 백반증을 유발하기도 하지만 백반증이 생긴 후 환자가 받은 스트레스가 백반증을 잘 낫지 않게 하는 요인이 될 수 있다. 백반증을 대수롭지 않게 생각하고 느긋하게 치료받는 사람은 초조해서 매일 거울을 보는 환자보다는 치료 반응의 효과가 있다고 생각된다.

백반증 환자의 주의할 점, 백반증 유전, 임산부에 관한 질문에 대한 답을 알아본다.

1. 백반증 환자가 평소에 주의해야 할 사항에는 어떤 것들이 있나요?

- 자외선

백반증 환자는 그 부위에 멜라닌 색소가 없어 일광화상을 잘 받을 수 있으므로 손이나 얼굴 등 노출 부위에는 일광차단제 등을 사용하여 햇빛을 막아야 합니다. 그렇지 않으면 조금만 햇빛에 노출해도 화상을 입을 수 있습니다. 화상을 입은 후에는 이것이 피부 자극이나 손상으로 작용하면 백반증이 정상 부위로 퍼져나갈 수 있으므로 특히 여름철에는 조심해야 한다.

- 자극

백반증 환자는 심한 자극을 받거나 상처를 입으면 상처 부위에 백반증이 새로 생기거나 그 증상이 악화하는 경향이 있습니다. 그러므로 일상생활에서 피부에 자극이나 상처받지 않도록 조심해야 합니다. 때를 미는 습관을 없애고 상처에 신경을 써야 한다.

- 스트레스

스트레스에 의해 병변이 유발되거나 악화할 수 있으므로 심신을 편안하게 유지하는 것이 중요하다.

2. 백반증은 유전하나요?

백반증이 있는 젊은 환자 중에는 백반증이 유전될까 봐 걱정되어 결혼도 꺼리고 결혼하더라도 자식을 갖는 것을 주저하는 것을 볼 수 있습니다. 백반증 환자가 가족이나 친척 중에 백반증이 있는 경우는 백반증 환자의 6.25-38%로 다양하게 보고되고 있다. 국내 연구자가 1,000여 명의 환자를 대상으로 조사한 바에 따르면 가족력은 12.2%였습니다. 이런 경향을 보아 백반증은 어느 정도 유전적 요소가 있는 건 사실이다. 하지만 유전 외에도 다른 요인들이 같이 작용하여 생기는 다인성 질환이므로 백반증이 있다고 해서 모두 유전되는 건 아니고 확률도 낮으므로 너무 크게 염려하지 않아도 된다.

3. 임신하면 백반증이 악화하나요?

임신과 백반증과의 상관관계는 아직 확실히 잘 모른다. 임신이나 출산으로 인해 백반증이 다른 부위로 번지거나 더 커지는 일도 있고, 임신 시에는 좋아졌다가 출산 후에 나빠지는 일도 있으며 전혀 상관이 없는 일도 있다. 대개의 자가면역질환은 출산 후 증상이 악화하는 경향이 있는 것을 고려해 보면 일종의 자가면역질환인 백반증도 임신과 출산 후 증상이 악화하는 확률이 높을 것으로 생각한다.

출처: 네이버 지식백과(국가건강정보포털 의학 정보, 국가건강정보포털)

성빈센트병원 피부과 배정민 교수 연구팀의 백반증에 관한 다양한 연구 결과에서 백반증이 암 발병을 낮춘다고 한다.

연구

백반증이 암 발병 낮춘다

피부과 김미리 교수, 성빈센트병원 피부과 배정민 교수 연구팀
2019.04.11.

• 가톨릭대학교 여의도성모병원 피부과 김미리 교수, 성빈센트병원 피부과 배정민 교수 연구팀 | 대조군 대비 암 발생 위험 14% 낮은 것으로 확인되었다.

• 백반증의 자가면역이 암세포에도 작용할 수 있다는 점 시사

백반증의 자가면역반응이 암 발병 위험을 낮춘다는 연구 결과가 나왔다. 가톨릭대학교 성빈센트병원 피부과 배정민 교수와 여의도성모병원 김미리 교수팀은 건강보험심사평가원 DB를 활용해 2007년~2016년 전국 의료기관에 내원한 20세 이상의 성인 백반증 환자 101,078명과 대조군 202,156명을 대상으로 암 발생 여부를 10년간 추적 관찰했다.

그 결과, 백반증 환자군의 암 발생 위험이 대조군보다 14% 낮은 것으로 확인됐다.

20~39세의 젊은 환자들의 경우에는 암 발생 위험이 23% 낮게 나타났다.또한, 배정민 · 김미리 교수팀이 암을 28개의 신체 장기별로 분류해 분석한 결과, 암 대부분에서 백반증 환자의 암 발생 위험이 대조군에 비해 낮

은 것으로 조사됐다. 특히, 대장암, 폐암, 난소암의 경우에는 각각 38%, 25%, 38%나 낮았다.

배정민 · 김미리 교수팀은 백반증의 자가면역반응이 피부의 멜라닌세포뿐 아니라 다른 장기의 암세포에도 작용해, 이 같은 연구 결과가 나온 것으로 보고 있다. 이번 연구를 주도한 성빈센트병원 피부과 배정민 교수는 "백반증의 자가면역이 암을 예방한다는 이 연구 결과는 암에 대한 우리 몸의 면역력에 새로운 관점을 제시한다."라며 "난치성 피부질환인 백반증으로 어려움을 겪고 있는 환자들에게 백반증과 암의 관계에 관한 이번 연구 결과가 작은 위로와 희망이 되길 바란다."라고 말했다. 대규모 인구집단에서 백반증과 암의 상관관계가 밝혀진 것은 이번이 처음으로, 이번 연구 결과는 종양학 분야에서 가장 권위 있는 국제학술지 중 하나인 '임상종양학회지(Journal of Clinical Oncology, impact factor 26.303)' 4월호에 게재됐다. 한편, 백반증은 멜라닌세포가 소실되어 피부에 다양한 모양과 크기의 흰 반점이 나타나는 후천성 탈색소 질환으로, 자외선치료와 엑시머레이저 치료가 기본 요법이나 넓게 진행되면 치료가 어려운 대표적인 난치성 피부질환이다.

출처: 네이버 지식백과(국가건강정보포털 의학 정보, 국가건강정보포털)

코로나 그래도 병원은 가야지

건강은 금과 은 조각이 아니라 진정한 부이다.
- 마하트마 간디 -

1개월에 4번은 직장에서 퇴근하고 달려가는 곳이 피부과 병원이다. 직장 업무에 지치고 몸이 피곤할 때는 병원에 가기 싫을 때가 있다. 그리고 매일 아침, 저녁 2회는 가성카탈라제 연고를 백반증 부위에 바르는 것도 몸이 천 근만근 손이 연고 통에 가까이 가지지 않을 때가 있으니 그래도 피부과 병 원에 가서 엑시머 레이저로 치료받고 연고를 지성껏 발라야 한다.

이해인 수녀의 시 '병상 일기'는 아픈 나 병원에 가기 싫은 내가 힘을 얻은 시이다.

오늘은
약을 안 먹기로 한다
한 번쯤
안 먹으면 어때하고
포기했다가
혼난 일이 있지만

그래도 오늘은
환자가 아니고 싶고
아무 약도 안 먹겠다는
무한한 결심을 해 본다

겉으론 태연한 척하지만
약을 안 먹고 사는 이들이
요즘 제일 부럽네

병원에 안 가도 되는 이들이
정말로 부럽네

그러나 이 한 번쯤이
너무 오래가면 안 되겠지
오늘 하루만
내가 나를 용서하기로 한다

　2020년 여름 장마의 계절, 방학을 하고 사람들은 이런저런 곳으로 휴가를 떠날 것인데 아직도 코로나19로 해외입국자가 늘어나면서 확진자 수는 증가추세였다. 다시 감소했다. 아직도 안심할 수 없는 시기이다.

　이러한 시대적 난세임에도 불구하고 백반증 치료를 위해서 병원에 어김없이 가야 하는 현실이다.

　엑시머 레이저를 460 파워로 받은 후 지인과의 갑작스런 만남이 있어서 진료받지 못하고 오늘 7일째 퇴근하고 피부과를 가야하는 날이다. 4~5일 간격으로 레이저 치료를 받았는데 7일째 간다는 날은 조금의 두려움이 엄습해온다. 가장 두려운 것은 빨갛게 되는 기간이 길어지는 것이다. 또는 화상을 입을까 봐 염려된다.

　늘 그랬듯이 빨갛게 반응하면 어루만지며 '괜찮을 거야, 내일이면 가라앉을 거야' 하고 피부에 말하곤 한다.

　'오늘도 괜찮을 거야, 두려워 말고 치료받으렴.'

　자신에게 자기암시 기법을 적용하여 백반 부위를 어루만지며 아기 다루듯 한다.

　백반증 발병 후 2년 5개월이 지나려 한다. 참 길고도 긴 시간, 멀고도 먼 곳, 기약할 수 없는 치료이다. 하늘도 무심하다고 원망해보지만 어떤 도움도 되지 않는다. 그렇게 시간은 또 흐른다. 그래도 백반증 내 피부 사랑한다. 자신을 향하여 외쳐본다. 힘내자.

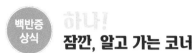

백반증 상식 | 하나! 잠깐, 알고 가는 코너

　2019년 대한피부과학회가 제공한 백반증에 관한 오해와 진실에서는 대한 피부과학회가 올해 '피부 건강의 날' 캠페인 주제로 '백반증'을 선정한 것은 질병에 관한 환자들의 인식이 크게 부족하기 때문이다. 실제 백반증으로 치료받는 환자는 전체의 20%에 불과하다.

　학회는 이와 관련, 30일 피부 건강의 날 행사가 진행되는 SETEC 제1전시장에서 '백반증 바로 알기' 캠페인을 진행한다. 다음은 학회가 제공한 백반증에 관한 오해와 진실.

❓ 백반증은 미용 질환이다 ────────────── (X)

❗ 백반증은 면역세포에 의해 피부에서 멜라닌세포가 소실되는 대표적인 자가면역 피부질환이다. 백반증 환자는 65%가 정서적 스트레스를 느끼고, 49%는 일상과 사회생활에서 어려움을 겪는다. 또 백반증은 목밑샘질환이나 원형탈모증, 류머티즘 질환 등과 같은 다른 자가면역질환과 동반되는 경우도 적지 않다.

❓ 백반증은 불치병이다 ────────────── (X)

❗ 백반증은 몇 달간 긴 치료 기간과 완치가 안 된다는 인식이 높지만 최근 치료가 가능한 사례가 늘고 있다. 특히 병이 진행되는 초기에 적극적인 치료를 받으면 훨씬 좋은 결과를 기대할 수 있다. 치료 시기를 놓치지 않는 것이 중요하다는 뜻이다. 게다가 내과적인 방법으로 호전되지 않으면 수술을 시행하기도 한다.

❓ 백반증을 그대로 두면 계속 번진다 ────────────── (△)

❗ 백반증의 경과는 사람마다 서로 다르다. 신체의 작은 부위에만 국한되기도 하지만, 병변이 점차 커지고, 신체 다른 부위에 새 병변이 만들어지기도 한다. 그러므로 백반증 초기에 적절한 치료를 받아 진행을 멈추도록 해야 한다.

백반증은 재발한다 ·· (○)

다시 재발하는 예도 적지 않다. 연구에 의하면 백반증 치료 후 1년 뒤 재발률이 40%에 달한다는 보고도 있다. 악화 및 재발 요인은 반복적인 물리적 마찰, 외상, 강한 햇빛, 정신적인 스트레스, 흡연 등이다. 따라서 주치의와 함께 자신의 위험 요인을 발견하고, 이를 최소화할 생활 습관을 개선하는 것이 필요하다.

백반증은 유전병이다 ·· (X)

백반증 환자의 15~20%는 직계 가족 중에 백반증 환자가 있다. 또 백반증의 유병률은 전체 인구의 1%이지만 백반증 환자의 가족에게선 7%로 증가한다. 하지만 한편으로 유전자가 같은 일란성 쌍둥이도 23%에서만 다른 형제에게서 백반증이 발생한다. 이를 보면 유전적 소인은 있지만, 환경적 영향이 결정적임을 알 수 있다. 종합해 보면 백반증을 앓고 있어도 후손 대부분은 백반증이 발생하지 않으므로 유전병이라고 말할 수는 없다.

백반증은 전염된다 ·· (X)

백반증은 세균, 바이러스 등 병원균에 의해 발생하는 감염성 질환이 아니다. 면역학적 이상 및 산화에 따른 스트레스, 환경적 요인이 복합적으로 작용해 발생하는 질환이다.

백반증 환자가 조심해야 하거나 도움이 되는 음식이 있다 ······· (△)

음식은 백반증의 발생과 진행에 있어 전혀 무관하다. 단, 이런 가설은 설득력이 있다. 백반증 발생에는 세포 내 유해산소의 축적이 중요한 역할을 한다. 따라서 항산화제가 풍부한 과일, 채소, 비타민제가 유해산소를 줄일 수 있다는 점에서 도움을 준다고 말할 수 있다.

출처: 뉴스 윅스

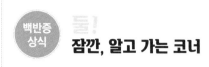

잠깐, 알고 가는 코너

백반증 상식 둘!

 백반증은 초기부터 치료를 꾸준히 잘해야 효과가 있다고 하니 백반증 환우들은 백반 치료를 한결같이 받아야 좋아진다고 하니 한결같이 치료하는 사람이 되어 향기 나는 생활을 해야 하지 않을까?
 백반증으로 살아가면서 많은 생각이 교차한다. 백반증은 자가면역질환이라고 하는데 어떤 뇌를 활용하는 방식으로 살아가는 것인지?

 ❓ 백반증 환우들의 혈액형은 어떤 형이 많을까?

 한의원을 다닌 환자님들에 의하면 A형이 많다고 말한다. 스트레스 관리를 잘하는 유형으로 만들어 나가야 한다.

 ❓ 백반증 환우들의 혈액형은 어떤 형이 많을까?

 백반증과 성격과는 상관관계가 없다고 한다. 하지만 마음이 여리거나 예민한 성격의 소유자들에게 발병할 빈도가 높다고 한다. 타고난 성격을 어찌하랴! 후천적 지속적인 관리가 필요하다.

 ❓ 백반증 환자는 일상생활에서 무엇을 조심해야 하는가?

백반증의 악화요인은 환자 개인마다 서로 다르며, 물리적 마찰, 과도한 핵빛의 노출, 모발 염색과 감정적 스트레스 등 본인의 유발요인을 찾아 피하는 그것이 필요하다(근거 수준: 4, 권고 강도: Moderate, 동의율: 96.8%).

 2019.11.29. 김주리 기자 기사 중에서 한국경제 TV 제목: '피부에 하얀 반점, 혹시 나도?' '백반증 환자 8년 새 25% 늘었다'라는 기사를 읽었다.
 서양인에게 흔한 피부질환으로 알려진 백반증이 국내에서도 늘고 있다는 분석이 나와 주의가 요구된다.
 백반증은 자가면역 피부질환 중 하나로, 멜라닌세포 결핍으로 피부에 하얀 반점이 생기는 게 특징이다. 고인이 된 팝의 황제 마이클 잭슨이 앓았던 질환으로 잘 알려져 있다.
 대한피부과학회(회장 서성준)는 건강보험심사평가원 자료를 분석한 결과,

국내 백반증 환자 수가 2010년 4만 9천 561명에서 2018년 6만 2천 933명으로 8년 새 25% 증가한 것으로 나타났다고 29일 밝혔다.

학회에 따르면 백반증은 세계적으로 약 0.5~1%의 유병률을 보이는 질환이다. 이를 토대로 하면 국내에도 약 30만 명 정도의 환자가 있는 것으로 추정되지만, 실제 치료받는 환자는 지난해 기준으로 환자 5명 중 1명 정도에 그치고 있다는 게 학회의 분석이다.

연령대별 환자 비율은 50대와 40대 환자가 각각 20.2%, 16.4%로 높은 편이었다. 20~30대 비율도 29.8%로 적지 않았다. 성별로는 여성 환자(53.4%)가 남성 환자(46.6%)보다 많았다.

백반증 환자는 백반증이 없는 사람보다 다른 자가면역질환을 동반할 위험도 컸다. 동반 질환으로는 갑상샘항진증의 원인 질환인 그레이브스병(2.6배), 갑상샘저하증이 나타나는 하시모토 갑상샘염(1.6배), 전신경화증(1.5배), 전신홍반 루푸스(2.1배), 류머티즘성 관절염(1.3배) 등이 꼽혔다.

백반증 환자를 월별로 보면, 여름철인 8월에 환자가 가장 많았다. 이는 유전적, 환경적 요인 외에도 자외선의 영향이 크게 작용했기 때문이라고 학회는 설명했다. 백반증은 정신건강이나 사회활동에도 영향을 미쳤다. 대한피부과학회 산하 대한 백반증 학회(회장 박철종)가 21개 병원 1천123명의 백반증 환자를 대상으로 대면 조사한 결과 53.5%가 우울감을 호소했으며, 사회생활에 문제를 경험했다는 응답도 45%에 달했다.

학회는 백반증이 피부에 나타나는 흰 반점 형태의 병변을 제외하면 자각할 수 있는 증상이 없고, 건강에도 큰 악영향이 없어 방치하기 쉽다고 지적했다. 대한 백반증 학회 박철종 회장(부천성모병원 피부과)은 "백반증이 얼굴 전체에 발생한 경우라면 강한 자외선이 원인일 수 있는 만큼 자외선 차단제를 철저히 바르는 등의 노력이 필요하다"라면서 "만약 목걸이나 허리띠를 착용하는 부위에 백반증이 생겼다면 되도록 목걸이 착용을 피하고 허리띠를 느슨하게 조여 자극을 줄여야 한다"라고 권고했다.

대한피부과학회 서성준 회장(중앙대병원 피부과)은 "백반증은 조기에 치료하면 충분히 회복할 수 있는데도 질환에 대한 인식이 낮아 치료받는 환자가 적은 편"이라며 "방치하면 우울증은 물론 일상생활에서 삶의 질이 하락하는 주요 원인이 되는 만큼 증상이 발견되는 대로 피부과 전문의로부터 정확한 진단과 조기 치료를 받아야 한다"라고 조언했다.

누군가에게

작은 행복을

주는 것

주는 사람도

행복할 것이야

받는 사람은

몇 배의

행복을

느끼는 것일 거야

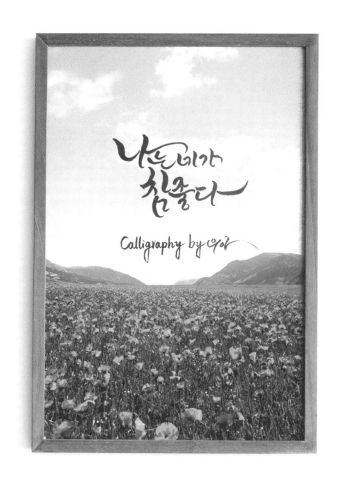

Part 2.

마음의 파도

마음 다스림을 위한 파도 같은 여정

제 3 장

토닥토닥 내 피부

나만의 의식을 찾아서

가장 좋고 효율적인 약국은 당신 자신의 시스템 안에 있다.

루트비히 비트겐슈타인 -

미국의 심리학자 칼로저스는 '자기실현성향'(Self-actualization tendency)
이라고 하는 잠재된 성장의 욕구가 있다고 한다. 뇌 과학자들은 오래전부터
잠재의식을 강조해 왔다고 한다. 자신도 모르게 반복하는 메시지는 생각과
언어를 통해 잠재의식에 강력한 영향을 미친다고도 한다. 그래서 긍정적인
생각으로 하루를 창조하라고 한다.

저명한 사회심리학자인 머튼은 자기충족적 예언(Self-fullfilling prophecy)
은 자신에 대한 좋은 기대는 성취의 조건이라고 한다. 심리학자 및 뇌 과학
자들의 이론을 요약해볼 때 인간이 자기 긍정이라는 심리적 요인이 더 나
은 삶을 향해 나아가기 위한 동력을 의미한다.

백반증이라는 난치병을 앓게 된 자신은 어느 때 보다 더 자신에게 긍정
적인 나의 메시지를 부여함으로써 긍정 확언의 효과로 나의 삶을 변화시킬
필요성이 절실한 때이다.

삶의 변화를 이끈 이미 세계 곳곳에서 저명한 사람, 세상에 이름을 알리
고 있는 사람들의 긍정적 확언을 실천한 사람들을 알아본다.

잠재의식에 아무런 요청도 하지 않은 채 잠자리에 들시 나라.

나는 매일 스스로 두 가지 말을 반복합니다.
'왠지 오늘 나에게 큰 행운이 올 것 같다.'

무언가를 간절히 원하면 온 우주가 힘을 합쳐 그 소망이 이루어지도록 돕는다.

부정적인 사람은 모든 기회에서 어려움을 발견한다. 반면, 긍정적인 사람은 모든 어려움에서 기회를 발견한다.

이 세상에서 일어나는 모든 일은 내가 무엇을 생각하는가에 따라 일어나게 된다. 난 언제나 내가 위대해지도록 운명 지어졌다고 믿어왔다.

평소 생활 속에서 나에 대한 긍정 확언 예시문도 만들어 본다. 아침에 눈을 뜨면 매일 1가지씩 1일 1긍정 확언을 실천해 본다.

나는 오늘 하루 더 좋은 방향으로 흘러간다.
나는 하루는 기분이 좋다.
나는 백반증이 날마다 좋아지고 있다.
나는 나를 응원하고 지지한다.
나는 지금 최고의 인생을 살고 있다.
나는 나 자신을 믿고 사랑한다.
나는 오늘 하루가 기대된다.
나는 경제적 자유를 이루고 평안한 삶을 산다.
나는 스스로 치유할 수 있는 능력을 갖추고 있다.
나는 모든 일이 술술 잘 풀린다.
나는 사람을 끌어당기는 매력이 있다.
나는 매일의 일상에서 즐거움과 기쁨을 만든다.
나는 무한한 성공의 잠재력과 힘이 있다.
나는 내 앞에 직면하는 모든 상황을 평안하게 만날 수 있다.

나는 일상의 작은 일에도 감사함을 갖는다.

나는 큰 행사가 있을 때 조급하게 생각하지 않는다.

나는 사람들을 만나 이야기할 때 평안한 마음을 갖는다.

나는 내가 하는 일은 차분히 잘 해결된다.

나는 꾸준히 할 수 있는 인내의 힘이 있다.

나의 몸은 점점 더 좋아지고 있다.

나는 백반증이 날마다 좋아지고 있다.

나의 백반증 부위는 날마다 검은 점이 늘어날 것이다.

나는 피부과 가는 날 마음이 평안할 것이다.

프랑스 약사이자 심리 치료사인 에밀 쿠에의 《자기암시》(자기암시는 어떻게 우리의 마음과 몸을 치유할 수가 있을까)에서는 '상상은 언제나 의지를 이긴다'라고 한다. 이미 알려진 자기암시 명언인 '나는 날마다 모든 면에서 점점 더 좋아지고 있다'가 있다. 독서 모임에서 리더님이 독서 모임을 시작하기 전에 호흡하면서 이 명언을 소리를 내 말하면서 하라고 한다. 무의식이 자기 몸을 치유하는 효과가 있다고 하니 실생활에 적용한다.

" 상상은 언제나 의지를 이긴다. "

아침에 만나는 나

인도의 세계적인 명상가 오쇼 라즈니쉬는 웃음 명상에 대해서 이렇게 하라고 한다.

아침에 잠이 깨면 눈을 뜨기 전에 고양이처럼 기지개를 켜면서 온몸의 근육을 쭉 뻗어 보라. 그리고 3, 4분 후에 여전히 눈을 감은 채 웃기 시작하라. 5분 동안 마냥 웃어라. 처음에는 억지로 웃음소리를 내야 할 것이다. 그러나 얼마 지나지 않아 인위적으로 시도하는 웃음소리 자체가 진짜 웃음을 불러일으킬 것이다. 그때에는 웃음 속에 파묻혀 그대 자신을 잊어라. 이런 일이 일어나기까지는 여러 날이 걸릴지도 모른다. 우리는 이런 현상에 익숙하지 않기 때문이다. 하지만 오래지 않아 자연스러운 웃음이 터져 나올 것이고, 이 웃음은 그대의 하루 전체를 바꾸어 놓을 것이다.

'웃는 붓다', 웃는 붓다에 얽힌 이야기가 있다. 그는 포대화상(布袋和尙)이라는 인물이었다. 그의 가르침은 오직 웃음이 전부였다. 그는 이 마을 저 마을을 떠돌아다니면서 시장 한복판에 서서 웃음을 터뜨렸다. 이것이 그의 가르침이었다. 그는 온몸을 들썩거리면서 배꼽이 빠지라 하고 웃었다. 땅바닥을 데굴데굴 구르기도 했다. 그의 웃음에는 전염성이 있었다. 무슨 일인가 하고 모여들었던 사람들이 웃기 시작했고, 그 웃음은 밀물처럼 퍼져나갔다.

급기야 온 마을이 웃음의 도가니가 되었다. 사람들은 포대가 자기 마을에 찾아오기를 고대하곤 했다. 그는 엄청난 즐거움과 행복을 몰고 오는 사람이었기 때문이다. 그러나 그는 말을 하는 적이 없었다. 단 한 마디도! 어떤 사람이 붓다에 관해 물으면 그는 웃음을 터뜨렸다. 깨달음에 관해 물어도, 진리에 관해 물어도, 그의 대답은 큰 웃음소리뿐이었다. 웃음이 그의 유일한 가르침이었다

웃음이 건강에 중요한 요소임을 시사하는 가르침이다. 웃음은 만병통치약이라 말도 있다. 카네기 평생연구소 대표 최염순 박사는 사람을 만날 때마다 '씨익 웃고 쓰윽 하자'를 실천하시는 분으로 말하는 자신도 웃고 상대방에게 웃음을 자아내게 하는 생활양식을 갖고 계시니 이미 웃음의 중요성을 알고 인간관계에서 적용하니 선각자이다. 재직하고 있는 학교에 유치원 윤부장님은 웃음천사이다. 웃음가득 밝은 얼굴은 상대방에게 엔돌핀 호르몬을 솟아나게 하는 분으로 하루를 즐겁게 해 주니 웃음을 실천하는 직장 동료로 칭찬 받아야 할 사람이다.

아침에 눈을 뜨면 나 자신만이 하는 의식이 있다. 침대 위에서 밤새 잠잔 나의 몸을 깨우는 나만의 의식을 치른다.

하나, 귀 만나기

귀를 사랑스러운 마음으로 만지기(30회)

둘, 발바닥 만나기

발바닥을 치면서(100개) 발바닥에 인사하기

셋, 두 손 만나기

두 손을 비벼 따뜻한 온기가 나오면 백반증 부위를 사랑하는 맘으로 어루만지며 오늘도 즐거운 하루 만들자고 이야기하기

넷, 건강체조 만나기

다음은 국민체조를 하고 중년이 되면 매년 1%씩 소멸하여가는 근육의 50%를 차지한다는 허벅지 근육 유지를 위해 벽을 쳐다보고 스쿼드를 20회씩 5회 하기

다섯, 명상 만나기

스마트폰 명상 앱을 켜고 눈을 감고 3분~5분 정도 명상시간을 통해 자신과의 은밀한 대화의 시간, 약속의 시간, 진정 나를 사랑하는 시간갖기

《주역 심리학》저자 정신건강의학과 전문의 양찬순 박사님의 강의를 들은 적이 있다. 박사님은 매일 15분간만이라도 자기 몸을 살피면서 자신과의 만남의 시간을 가지라고 했다. 자신을 내동댕이치지 말고 혹사하지 말고 하루 한 번만이라도 진정 사랑하는 마음으로 만남의 생활을 하라는 의미이다.

의사들은 근육량이 급격히 줄면 몸의 대사를 조절하는 인슐린 호르몬 기능이 떨어져 체내 염증이 생겨 치매 위험이 커질 수 있다면서 근육량 유지를 위해 허벅지 등 큰 근육 위주로 단련해야 한다고 한다. 무엇보다 건강이 우선이니 내 몸을 만나 건강생활을 약속하는 것도 자신을 사랑하는 방법이다.

"씨익 웃고 쓰윽 하자."

2020.6.10 엑시머 레이저를 470에서 450으로 내렸다. 목, 금, 토, 일, 5일째 진료인데도 이번에 별로 반응이 없었다.

코로나19는 아직도 수도권에 집단적, 산발적으로 감염 현상으로 계속되고 있는 6월, 마스크를 벗을 수 없는 대한민국의 국민은 답답함을 인내해야 하는 시기이다.

모임이라 양주시 백석읍 숲속산장이라는 식당에서 당일 야유회를 했다. 계곡을 끼고 설치된 식당 테이블들 계곡을 찾는 사람들로 북적거린다. 아이들과 계곡물 놀이를 오는 가족 형태의 사람들, 우리는 부부 모임으로 그들의 눈에는 어른 신들의 분위기를 비추어졌나 보다. 남자 회원들의 담배 연기로 옆 테이블 가족들과 언쟁하는 그들이 표현하는 나이를 먹은 사람들이 되어있었다.

사람들은 모두 나이를 먹고 늙어갈 텐데 옛 어른들의 말씀들이 실감이 난다. 나이만큼 고상하고 품위를 지키는 것이 필요하다.

아침 10분 명상을 했다. 머리끝에서 발끝까지 자기 몸과 마음을 만나는 시간이다. 내 온몸 구석구석 지친 몸을 위해 위로하고 격려하고 사랑의 손길을 보내는 사랑의 전달시간, 눈이 맑아지고 얼굴이 광이 나는 듯하다. 내일도 사랑하여라. 나 자신을 그리고 소멸하여가는 근육을 살리기 위한 일상의 운동도 계획적으로 한다. 2020년은 백반증은 분명 멜라닌 색소로 덮여질 것이라는 믿음을 나 자신을 사랑하는 마음으로 다독인다.

반드시 그리운 멜라닌으로 하얀 백반부위 피부에 기쁨을 주는 2020년이 될 것이다. 행운의 여신이 나에게 미소 지으며 축하의 손을 흔들 날이 올 것이다. 사랑한다. 오늘도 많이 웃는 날 만들자.

뜻이 있는 곳에 길은 열릴 것이다.

피부 화상 물집 어쩔꼬

인간의 몸은 최고의 예술작품이다.
- 제스 C. 스캇 -

장기 출장으로 인해 다니던 피부과를 다닐 수 없는 상황이어서 충청도 ○○시에 있는 ○○피부과에서 엑시머 레이저로 치료받던 2회 날이다. 엑시머 레이저 치료를 받고 난 이후 몇 군데 화상을 입어 물집이 잡혔다.

레이저 파워가 강했는지 화상을 입고 물집이 생겼다. 쓰리고 따갑고 아픔이 있어 다음날 피부과를 찾았다.

피부과 전문의의 말,

"물집이 생기는 것이 오히려 전화위복이 될 수 있어요"라고 말씀하셨다.

과연 그날이 올까 하고 의아했지만, 얼굴 찌푸리지 않고 의사를 탓하는 마음보다는 자신에게 '괜찮아, 멜라닌 색소가 더 빨리 올라 올 수 있을 거야.'하고 위로한다.

2주간 화상연고를 바르면서 엑시머 레이저는 화상 부위 아닌 다른 병변부위만 치료받았다. 한 달가량 지나니 다시 정상으로 되돌아왔다. 멜라닌 색소가 올라오는 것이 보이지 않지만 시간이 해결할 일이다.

엑시머 레이저를 받다가 화상을 입을 수 있다. 이럴 때는 시간이 필요하다. 기다리는 마음, 인내심을 갖는 것이 필요하다.

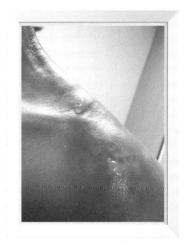

물집 1도 화상

화상의 흔적

엑시머 레이저 Power를 320으로 올려 진료받은 후 빨갛게 된 부위가 10일이 지난 아침 거울 앞에서 약을 바르려는데 반짝반짝 비늘 같은 것이 보여 돋보기로 확대해서 보니 약간의 화상으로 투명 껍질로 보이는 것이었다.

지난 5월에 물집 화상 부위인데 4개월 만에 또 가벼운 화상의 결과이니 다시금 슬퍼진다. 나의 경우는 엑시머 레이저 파워가 강해서 생긴 화상 부위는 멜라닌 반응이 더딘 것을 알았다. 의사한테 결과를 말하고 화상 부위는 파워를 차이 나게 쏘아 달라고 말씀드려야 하겠다.

엑시머 레이저를 치료받다가 화상 물집 상황이 되다 보면 또 한 번 좌절한다. 반응 차도가 더디다는 것을 알았다. 화상치료 기간이 필요하기 때문이다. 백반증 환우님들이 엑시머 레이저 치료를 받을 때는 화상을 입어 물집이 생기지 않도록 의사와 잘 상담하여 파워를 조절하는 것이 필요하다.

백반증이 있는 사람에게는 작은 검은 점 하나가 얼마나 소중한 것입니까?

하얀 점보다 검은 점이 간절하기 때문이다.

백반증 치료기구 중 UV 치료기가 있다. 이 치료기는 빛을 통하여 백반 부위를 치료하는 기기이다. 나도 이 치료기를 사서 개인치료를 해야 하나? 늘 고민만 한다. 어떤 치료가 반응이 좋은지 사람마다 치료기기마다 다른 반응을 보이니 참 답답함이 밀려온다.

쓰라린 반응 슬퍼라

9월도 막바지, 한 주가 휘리릭 벌써 금요일, 어김없이 피부과를 향해 퇴근길을 달려간다. 오후 4시 넘어 엑시머 레이저 파워 480으로 치료받고 저녁 모임이 있어 포도주를 3잔 정도 마셨다. 모임 시간 내내 화끈거리고 백반 부위가 편안하지 않았는데 모임이 끝나고 저녁 연고를 바르려고 보니 화상 입은 것처럼 붉은 반응이 다른 날보다 심하고 간지럽고 따끔거리고 다시 걱정되었다.

'제발 화상이 아니길' 얼음찜질하고 화상연고를 바르고 걱정이 되어서 잠이 잘 오지 않는다. 술과 엑시머 레이저 상관관계가 궁금해진다. 토요일 일 요일 쉬는 날이라 부지런히 연고를 바르고 어루만져주었다. 다행히 일요일 붉은 반응은 가라앉고 갈색이 더 짙어져 보인다. 늘 엑시머를 하고 난 후 두 려움이 앞서는 것은 혹시 화상을 입을까 염려되는 것이다.

5일간 추석 연휴가 시작되어서 엑시머 레이저 받은 지 5일째 되는 날, 엑 시머 레이저를 받으러 가야 하는데 또 걱정이 앞선다. 추석을 지나고 피부 과에 간다면 10일째 가는 것이라 참 걱정이 많다.

그래도 치유되리라는 희망으로

엑시머 레이저 다시 400 파워로 하향

여름이 되면 백반 부위 엑시머 레이저 치료 부위는 다른 정상 피부보다 좀 더 검게 보이는 것이 신경 쓰인다. 가성카탈라제를 도포하고 너무 검어 진 부위는 선크림도 바르고 7일 만에 피부과를 갔다.

7일 전 엑시머 레이저 파워 450으로 치료한 후 한 부분만 1도 화상 정도 물집이 생기는 바람에 2회 피부과를 찾아 물집을 빼고 7일 만에 엑시머 파 워 50 낮추어 400으로 엑시머 레이저 치료를 받았다. 저녁엔 붉은 반응을 보였다.

의사 선생님에게 질문을 했다.

"몇 주간 450으로 쏘았는데 화상은 없었는데 왜 1도 화상 물집이 잡혔을 까요?"

의사 선생님 말하기를

"여름철은 햇빛 세기가 좀 더 세고 온도가 높아지니 그럴 수 있어요."라고 말한다.

계절에 따라 피부의 온도 변화는 이해가 되지만, 화상을 입지 않도록 레 이저 치료를 해야 한다. 레이저 이후 살짝 붉은 반응은 오히려 멜라닌 색소 반응에 긍정적 영향으로 치료의 효과가 있다.

치료 후 물집이 생긴다면 물집은 환자의 고통과 신경이 쓰임이 스트레스가 되기도 한다. 백반증 환우들은 치료과정에서 스트레스를 최소화 해야 하는 마음 컨트롤이 필요하다.

필자 역시 진료를 받으러 가야 하는 거리에 따른 시간의 소요, 일련의 불편하고 치료 이후 오는 반응이 염려되고 힘들지만 마음 근육을 키우는 것이 필요하다.

7월, 다시 하향된 엑시머 레이저 400 파워로 진료를 시작한다. 또 다시 화상은 입지 않기를 바래본다.

연속 물집 엑시머 치료

코로나 백신 1차 접종하는 날인데 엑시머 레이저 치료를 받는 날이다.

7월 한 달은 엑시머 500→480→450→400→380까지 파워를 내려 진료받았다.

폭염이 지속되는 여름날이라서 체온이 높아서인지 계속 1도 화상을 입고 물집이 생기고 없어지고 또 생기고 어렵게 치료를 계속하고 있다. 1도 화상 증상이 있는 부위를 피하고 엑시머 레이저 파워를 380으로 진료를 받았다. 붉은 부위는 항생제 연고를 바르면 며칠째 꾸덕꾸덕 좋아진다.

멜라닌 색소가 올라오고 있는 부위가 있으니 희망에 차고 화상을 입어도 힘이 생긴다. 화상 또한 치료과정이니 일어날 수 있는 것으로 생각하고 백반증 부위를 쓰다듬어 준다.

"인생은 B와 D사이의 C이다"
출생과 죽음 사이에 선택이다.
- 프랑스의 철학자 사르트르 -

내면의 소리에 귀 기울여라
- 랠프 왈도 에머슨 -

 아침에 눈을 뜨면 나만의 의식인 내 몸 만나기를 한다. 귀를 만져주고 발바닥 치기를 하고 백반증 부위를 어루만지고 또 어루만지고 사랑한다고 말해준다. 백반증 부위를 어루만지며 위로해 준다. '괜찮을 거야! 나의 피부야 사랑한다.'라고 대화한다. 오늘도 즐겁게 웃으며 생활하자고 약속해본다.

 1개월 전 엑시머 레이저 후 화상으로 물집이 생긴 것이 이제 빨갛지만, 물집은 없어지고 새살이 많이 돋았으니 마음이 편해진다.

 미국의 시인이자 사상가인 랠프 왈도 에머슨은 혼자 있을 때 내면의 소리에 귀 기울이는 연습을 하라고 권한다.

 내면의 소리를 듣기 위해서는 반복적인 습관, 즉 자신과의 약속이 필요하다. 아주 사소한 습관을 통해 정신없이 흘러가는 삶 속에서 스트레스나 노이로제로부터 멀어질 수 있다. 자신을 되찾을 수 있도록 도와주는 것이라고 한다.

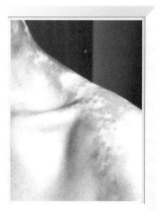

물집 1도 화상치료 1개월 후

1) 랠프 왈도 에머슨[Ralph Waldo Emerson]
 미국 사상가 겸 시인. 자연과의 접촉에서 고독과 희열을 발견하고 자연의 효용으로서 실리(實利)·미(美)·언어(言語)·훈련(訓練)의 4종을 제시했다. 정신을 물질보다도 중시하고 직관으로 진리를 알고, 자아의 소리와 진리를 깨달으며, 논리적인 모순을 관대히 보는 신비적 이상주의였다. 주요 저서에는《자연론》,《대표적 위인론》등이 있다.

카르페디엠(Carpe diem)
'현재를 잡아라 내일이란 말은 최소한만 믿어라'
- 퀸투스 호라티우스 플라쿠스 -

6일째 되는 날, 엑시머 레이저 파워 다시 460으로 내려 치료했다. 지난번 480 파워 진료 후 붉은 반응이 3 일정도 갔다고 하니 다시 20을 내린 것이다. 정말 알 수 없는 반응이다. 어느 때는 아무 반응이 없고 어느 때는 붉은 반응이 며칠씩이나 지속되니 혼란스럽다.

붉은 반응이 지속될 때는 1도 화상 정도라고 표현해야 할까?

그런 증상일 경우 화상 거즈를 붙이거나 화상연고를 발라 주면 이내 붉은 반응이 사라지기도 했다. 그런데 정상 피부 부위는 점점 검은색으로 변한다. 좀 보기 싫고 슬프지만, 백반증세가 없어진다면 또는 시간이 지나면 검어진 부위는 다시 원래의 피부색으로 돌아온다고 의사 선생님이 말하니 편안한 마음으로 검어진 피부를 어루만져본다. 당분간 460으로 진료를 받아야 할 듯하다.

2년이 6개월이란 세월이 흐른 지금 많이 좋아지고 있다고 생각하니 피부과에 가는 것도 가성카탈라제 연고를 바르는 것도 일상의 생활이다.

'감사한 마음을 가지자.'

더 번지지 않고 좋아지니까 말이다. 나 자신을 사랑하는 마음을 갖는다.

'지금에 충실하자'하는 마음으로 일상을 보낸다. 충실의 날들 날들이 쌓이면 내 아름다운 피부 완성의 날이 있으리라는 희망으로 더운 여름날이지만 검어진 목 부분을 얇은 스카프로 가리고 출근을 한다.

내 아름다운 피부의 완성의 그 날은 오리라.

자신감과 노력이 항상 성공을 가져다줄 것입니다.
- Virat Kohli -

코로나 발병 2년이 지났건만 여전히 온 세계를 위협하고 있는 세상이다.

나의 백반증 친구와 함께 지낸 지 3년이 지나고 4년째 접어들었다.

○○병원의 그 피부과 의사님의 말씀이 생각난다. "3년 이상 치료가 필요할 것 같습니다." 그렇게 말씀하신 지 딱 3년이 되었으니 그 이상의 치료 시간이란 것에 대한 미지수가 이제는 좀 더 편하게 느껴지는 때가 되었다.

그래, 백반증은 내 친구니까 언제일지 모르는 날 검은 내 피부가 덮어질 때까지 엑시머 레이저 치료받고 연고 바르고 같이 지내야지.

3년 치료한 지금 치료의 효과는 있음을 그리고 좋아지고 있음에 희망적이다. 치료 기간이 길고 인내해야 하는 시간이 필요한 백반증이다. 긍정의 힘으로 매일매일 백반증 부위를 쓰다듬으며 가성카탈라제나 프로토픽 연고를 바르고 엑시머 레이저 치료를 받아본다.

그날을 기다리는 마음이 간절하다.

긍정의 힘으로 그날을 기다리자.

멜라닌 색소야 반가워

성공은 매일 반복되는 작은 노력의 합이다.
- 로버트 콜리어 -

엑시머 레이저 치료를 오래 받다 보면 백반 부위에 검은 반점이 나오고 땅 따먹기 하듯 백반증 병변 부위를 채우는 멜라닌 색소 부분이 넓어진다. 이런 현상은 레이저 치료의 긍정적 효과로 좋아지고 있는 것이다.

반면, 정상 피부 부위는 점점 까맣게 색이 변해가는 것을 발견할 수 있다. 그래서 백반증 부위는 검은 부분 흰 부분 정상 피부색으로 얼룩덜룩해지는 것이 속상하다. 그래서 피부과를 갈 때 마분지에 동그라미로 구멍을 뚫고 종이를 가지고 가서 의사 선생님에게

"선생님, 제가 마분지에 동그란 구멍을 뚫은 종이를 가져왔는데 얼룩덜룩해지는 것이 싫으니 백반 부위만 구멍에 맞추어 레이저를 해 주시면 어떨까요? 라고 했더니 의사 선생님 하시는 말, "이 종이로 하면 백반 주변이 화상을 입을 수가 있어요"하면서 사용하지 않겠다는 뜻으로 말한다. 2019년 지방 출장으로 몇 달간 머물 때 그 피부과에서는 사용하였는데 의사마다 치료 관점이 다 다른 듯하다.

헤르만 헷세의《데미안》에서 '새는 알을 깨고 나온다, 알은 곧 세계다, 태어나려고 하는 자는 하나의 세계를 파괴하지 않으면 안 된다'라는 말이 있다.

멜라닌 검은 점 하나는 알을 깨고 나온 세계인 것 같다. 멜라닌 색소를 머금은 검은 점 하나를 만나기 위해 엑시머 레이저는 피부를 늘 파괴한다. 집

중적으로 레이저를 쏘다 보니 주변이 검어지는 것은 속상하다. 시간이 지나면 다시 정상 피부 색깔로 돌아온다니 믿음으로 마음의 평안을 찾아야 하지만 얼룩덜룩 피부를 볼 때마다 슬퍼지니 '기다림의 미학'을 깨우치면서 자신을 다독인다.

태어나려고 하는 자는
하나의 세계를 파괴하지 않으면 안 된다.

/ 일요일 햇살을 찾아서

어여뻐라
가을 햇살이
머리를 풀어 헤치고
가을 햇살을 따라
어대론가 떠나고픈 날이어라

카톡, 카톡
지인의 카톡 소리는
햇살 따라 바람 따라

광릉수목원 옅어진 녹음을 바라보며
봉선사를 지나
어느 카페에 마음을 놓아본다

카페 주인님의
예술 감각이 가득
구석구석 묻어나오는 예술 향기

요런 저런 도자기 작품들
수경재배 식물들
아기자기 소품들
일록달록 손제주 듬뿍 찻잔들

커피숍 맞은편 옹기집
한 아름 노란 국화 화분이
가을 햇살에 함박웃음 짓고 있노라

> *끈기가 없는 재능은 아무것도 아니다.*
> *- Dean Crawford -*

9월 29(화) 엑시머 레이저 치료를 받고 추석 연휴가 이어지는 주말인지라 10월 5일(화) 5일 만에 엑시머 레이저를 받았다.

어쩐 일인지 480 파워로 받았으나 다른 때와 달리 백반증 부위가 붉은 반응도 없고 시무룩한 반응을 보인다. 정말 알 수가 없는 치료 반응이니 답답할 노릇이로다. 그러나 백반증 부위에 검은 점들로부터 멜라닌 피부로 경과가 좋아지고 있으니 희망스럽고 주 2회 피부과 가는 발걸음도 조금은 가벼워진 것 같다.

온 세상은 코로나19 감염병으로 인해 이동이 제한되고 국내도 마찬가지로 질병 중앙본부에서 마스크를 일상화 지침이 완화되지 않으니 마스크를 끼는 것이 이제 일상화되었지만 때로는 벗어 던져 버리고 싶을 때가 많다.

날씨가 조금 쌀쌀해지고 있어서 태양 빛 작열하는 여름날보다는 견딜 만한 계절이 되어서 감사할 따름이다. 자연의 섭리인 것을, 지구상에서의 재앙인 걸 어찌하리오......

마스크를 벗어버리고픈 시절,
추석일지라도 병원은 가야지.

/ 음지와 양지녁에 서서

종종걸음
등교를 위해 교문을 들어서는
마스크를 낀 아이들
눈으로만
표정을 읽어야만 하는 세상이 되었으니
아, 슬퍼라

교문 맞이 공간에는
음지와 양지가 있다
한 발짝 옆으로 가면
음지 세상
한 발짝 다시 옆으로 가면
양 지세상
햇살이 고마워라

10월
천고마비의 계절이라
하늘은 파랗고
구름 한 점 구경할 수 없네
아침햇살 따사로운데
서걱이는 찬 기운이
옷 속으로 스며든다
벌써
가을의 깊이가 느껴지누나

행복을 주는 반가운 점 하나

행복은 부족한 길이를 높이로 채워줍니다.
- 로버트 프로스트 -

기쁨을 주는 검은 점 하나

꾸준한 치료로 많이 좋아지고 있지만, 여유를 가지고 자세히 보노라니 나태주 시인의 '풀꽃' 이라는 싯구가 생각난다.

/ 풀꽃. 1

자세히 보아야
예쁘다
오래 보아야
사랑스럽다
너도 그렇다

/ 풀꽃. 2

이름을 알고 나면 이웃이 되고
색깔을 알고 나면 친구가 되고
모양까지 알고 나면 연인이 된다
아, 이것은 비밀

---

2) 나태주(2015). 오래 보아야 예쁘다 너도 그렇다. 알에이치코리아. 풀꽃. P40

/ 풀꽃. 3

기죽지 말고 살아봐
꽃 피워봐
참 좋아

　매일 자세히 보고 오래 보고 하면서 기죽고 힘을 잃을 때가 많은데 나태주 시인의 풀꽃 시 3에서 힘을 얻는다.

　검은 점 하나 보이니 작은 검은 점 하나 자세히 보고 오래 보고 사랑스럽게 보인다. 그 검은 점은 며칠 지나면 흰 백반증 피부위에 멜라닌 색소가 되어 어우러지니 말이다. 백반증 불청객처럼 찾아온 하얀 피부에 검은 점 기쁨이요, 삶의 희망이다.

그래 기죽지 말고 살아봐야 해,
꽃 피워보자고.

엑시머 레이저 팁(tip)

인생의 목적이 행복이라고 단정 짓지 말아야 행복할 수 있습니다.
- 조지 오웰 -

엑시머 레이저(Excimer laser) 파워 up

엑시머 레이저 320으로 치료받다가 오늘은 20을 올려 파워 340으로 레이저 치료를 받았다. 그리고 피부과 전문의에게 "앞으로 1주일에 1회만 엑시머 받아도 될까요?" 했더니 아직 좀 더 좋아지면 주 1회 하자고 한다.

저녁때쯤 평소 파워를 올리면 더 빨갛거나 신경이 쓰일 정도로 반응을 하는 데 이번에는 아무 반응이 없다. 1주일에 2회를 받으면서 간격은 3~4일로 진료를 받았었는데 이번엔 좀 반응이 없으니 의문을 가지지 않을 수 없었다.

파워를 더 올려서 레이저를 치료받아야 하는 것일까?

백반증 카페나 인터넷을 보면 환우마다 파워가 다 다른 듯한데 레이저 제조업체나 백반증 치료기구에 따라 파워가 다른지 궁금하다.

엑시머 레이저 파워 올린 날의 두려움

8월 말부터 시작되었던 8호 태풍 바비, 9호 태풍 마이삭, 10호 태풍 하이선까지 남쪽으로부터 시작해서 한반도 대한민국을 자꾸 괴롭히고 있는 9월이니 코로나19와 혼란한 나라 실정이지만 백반증 치료는 계속되어야 하니 오후 퇴근을 하고 5일 만에 엑시머 치료받으러 갔다.

의사 선생님 말씀

"오늘은 엑시머 460에서 20을 올려 파워 480으로 치료할게요""예, 지난

주 금요일 460으로 받은 후 반응이 약했어요"라고 말했더니 480으로 다시 올려 진료하겠다고 하셨다.

어제저녁에 약간 붉게 반응하더니 오늘은 약간 간지러운 느낌이 든다. 반응이 있을수록 검은 반점이 올라오는 속도가 빠르다는 생각도 든다.

피부과 전문의들이 한결같이 조언하는 말인 즉, 백반증 질환은 다른 질환에 비해 치료 기간이 오래 걸리다 보니 중간에 포기하는 환자가 많은데, 꾸준히 주치의와 상담하며 치료에 나서야 한다고 한다.

전문의의 정확한 진단 후 치료를 잘 따라오면 충분히 개선 가능하다는 말을 가슴에 새기고 치료하고 시간이 흐르면 완치된다는 희망을 가지고 치료를 꾸준히 한다.

무엇보다 백반증은 끈기와 인내가 필요한 치료이다.

/ 기다림의 미학

엑시머 레이저는
참 좋은 친구
1주일에 2번
그 친구를 만나러 간다

어떤 날은
백반이는 아무 반응도 하지 않고
어떤 날은
백반이가 화가 났을까?
붉은색으로 반응한다
사람의 마음도 몇 가지 마음일 때가
백반이도 엑시머 친구를 만나면
누 마음을 보이누나

슬퍼하거나
노여워하지 말아라

자신에게 마법을 건다

기다려 보렴
또 다시 화를 다스릴 것이야
똑똑한 내 몸이

기다림의 미학을
가르쳐 주는
백반의 반응

엑시머 레이저 파워 올린 날의 두려움

10호 태풍 하이선이 다시 남쪽으로부터 서서히 북상하고 있다는 반갑지 않은 태풍 풍년인 요즘이다.

코로나19는 다행히 100명대로 줄어들었다고 하는 중대본의 발표가 있기도 하고 하여튼 2020년의 한 해는 그야말로 다사다난의 연속이다.

오늘도 억수같이 비가 쏟아지는 날, 피부과에 가야 하는 날인데 빗속을 뚫고 달려간다. 엑시머 480으로 올린 후 2번째 진료받는 날이다.

엑시머 받은 후의 두려움은 늘 그렇다.

엑시머 레이저 파워를 올려 진료받는 날의 두려움이 있는 것이니 진료 시간이 이렇게 짧을 수가! 진료는 짧지만 붉은 반응의 시간도 느리게 나타나고 며칠 지속되는 특이한 엑시머 레이저 치료이다.

오후 5시에 레이저를 받으면 반응이 있는 날은 저녁 늦게 붉은 반응이 나타나고 붉은 반응은 2~3일 지속된다는 것이다. 오늘 진료 후 반응이 전혀 없는 부위도 있고 단지 한 군데만 반응이 있어도 괜찮다.

화상은 안 돼요

지난 레이저 치료 이후 6일째 되는 날이다. 언제나처럼 진료 후 5일 지나고 엑시머를 받으러 가는 날은 두려움이 앞선다.

지난번 아무 반응이 없었기에 오늘은 어떨까 했는데 진료 후 몇 시간 지나면 반응이 나오는 것이니 궁금, 기대, 두려움으로 시간이 지나 저녁 늦은 시간이 되어도 아무런 반응이 없다. 참으로 알다가도 모를 일이다. 어떤 날은 빨갛게 반응이 과하고 어떤 날은 아무런 반응도 없으니 말이다.

어쨌든 화상 증상이 아니면 마음은 편하지만, 백반증 환우들의 사례를 보면 반응이 없는 것은 치료가 더디 된다는 이야기도 있으니 치료 시기를 당기려면 붉은 반응이 있는 것이 치료 효과가 있는 것 같다.

피부과 전문의에게 질문을 하니 엑시머 레이저 쏘는 정도가 조금씩은 다를 수 있으니 반응도 다를 수 있다고도 한다.

가성카탈라제 공동구매를 통한 방법으로 유료나눔 20g을 택배로 받았다. 백반증 카페에서 알게 된 참 고마운 백반 환우님이 보내 주신 택배이다. 연고 통을 구매하고 우체국 가서 택배를 보내야 하는 수고로움을 베풀어 주시니 얼마나 고마운지 늘 감사하다. 유효기간이 2021년 1월까지라 하니 그때까지 마음이 또 편하다.

엑시머 파워 500 첫 번째

날씨가 갑자기 추워진 겨울날 같은 가을 계절이다.

온 세계가 불안정한 시대, 미국 대선 트럼프와 바이든의 대결 구도가 팽팽하다고 언론은 시끄럽다. 한국은 코로나19 다시 세 자릿수로 늘어났다고 한다. 감염병과 정치의 혼란 정국 속에 시간은 그래도 흐르니 하루하루에 충실한 생활을 마스크는 내 친구가 되어 습관적으로 착용을 하게 되는 시대이다.

피부과에서 엑시머 레이저 파워 500이라니. 역사적인 파워 숫자인 날이다. 그동안 올라가 보지 못했던 백반증 엑시머 파워이니 걱정이 앞선다.

의사 선생님 말씀

"오늘은 엑시머 500으로 올려서 신료할게요. 아주 높은 정도입니다."

"알겠습니다. 그러나 무섭긴 하네요"

마음속은 여전히 두려움 반 빨리 좋아져야지 반 마음이다. 두려움 이란 화상이니 오늘 밤을 지내보아야 알 수 있다.

초저녁엔 아무 반응이 없더니 아침에 자고 일어나니 가슴 쪽 백반 부위가 아주 빨갛게 반응을 보이고 목에서 어깨 쪽은 약간 붉은 반응을 보였다. 빨갛게 반응한 부분은 또 걱정되지만, 며칠 지나면 편안한 색깔로 변하리라 믿는 마음으로 마음을 안정시킨다.

출근하기 전 심한 부분은 화상연고인 후시딘 연고를 발랐다. 지난번에도 후시딘을 2일 정도 바르니 붉은 기가 사라진 경험을 했다.

백반증도 내 친구, 엑시머도 내 친구, 마스크도 내 친구이다. 코로나19의 시대라 백반증이든 코로나든 인내하는 마음으로 생활해야 한다.

지금보다 더 사랑하자.

피부과에 가는 발걸음이 왜 이리 무거운지!

오늘은 피부과 6일째 엑시머 레이저 진료를 하러 가야 하는 날이다.

기꺼이 피부과에 가고 있는 자신을 발견한다. 주 1~2회 피부과를 몇 년을 드나들었는데 오늘은 참 다른 감정이 물밀듯 가슴을 짓누르고 힘겹다는 것을 느낀 날이었다. 힘겹게 진료받으러 발걸음을 옮겨야 하는 자신이 왜 이리도 측은해 보이는 것인지 알고 있으니 답답한 심정이다.

여름이 되니 레이저 치료받은 부위가 검게 되어 마분지로 동그랗게 구멍을 낸 종이를 대고 레이저를 쏘아 달라고 하니 쾌히 수락하는 의사 선생님이 고맙다.

'인내'라는 말이 생각난다.

사전적 의미로 인내(忍耐)는 분노, 괴로움, 슬픔, 억울함 등을 참는 것을 말한다. 비슷한 말로 내인(耐忍)이 있다. 이렇게 해석한다. 사전적 의미를 되새겨 보노라니 이제 나에게는 인내보다 내인이 더 잘 어울리는 말인 듯하다. 이 힘겨움을 내인(참고 견디다)해야 하는 현실임을 '고지가 바로 저긴데' 라는 심정으로 진료받아온 자신이 대견스럽다고 격려하고 위로하는 자신이다. '그래, 인내해야지' 몇 년을 치료받아온 시간과 열정과 상처받은 마음을 위해서라도 인내를 독려한다.

6일째 오후 5시 30분경 엑시머 레이저 파워 450 진료받고 저녁 늦은 시간이 되니 또 빨갛게 증상이 보인다. 가벼운 화상연고를 바르고 가성카탈라제를 도포하고 빨간 치료 부위에 검은 반점이 얼굴을 내밀겠지 하는 희망을 품고 잠을 청한다.

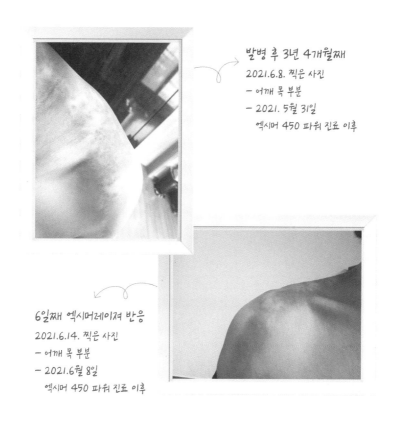

발병 후 3년 4개월째
2021.6.8. 찍은 사진
- 어깨 목 부분
- 2021. 5월 31일
  엑시머 450 파워 진료 이후

6일째 엑시머레이져 반응
2021.6.14. 찍은 사진
- 어깨 목 부분
- 2021.6월 8일
  엑시머 450 파워 진료 이후

토요일 피부과가 진료를 하는데 진료 시간도 오후 2시까지라 참 고맙게 생각되는 날이다. 월요일 진료 이후 5일째 되는 날이다.

코로나19 확진자 수가 여전히 400명대를 오르락내리락하는 지역사회 감염 현상, 세계적으로 백신접종으로 언론은 이러쿵저러쿵하는 뉴스가 연일 보도되고 있다. 우리나라도 사회적 거리두기 새로운 단계 발표가 되고 지역마다 다른 사회적 거리두기 단계 계획이 알려졌다. 본인이 사는 수도권은 아직도 거리두기 단계가 제약이 많다.

녹음이 짙어가고 싱그러운 계절이지만 주말이면 코로나 때문에 꼼짝 말고 집콕 생활을 해야 하는 주말이다. 피부과에 가야 하는 토요일 이렇게 움직이기가 싫은지! 그러나 백반증 치료는 밥을 먹고 잠을 자야 하는 일상처럼 치료 루틴을 지켜야지 하는 의지를 져버릴 수 없는 관리이니 오뚝이처럼 벌떡 일어나 피부과 마감 시간 2시 전에 가기 위해 연고를 바르고 병원 갈 준비를 한다.

여름철이 되면 백반 환우들이 공통으로 고민을 하는 것, 노출의 계절이라 노출해야 하는데 레이저 후 더 검어지는 백반 부위 때문에 신경이 쓰인다. 그래서 나는 아이디어를 냈다. 마분지에 동그란 구멍을 뚫은 종이를 갖고 피부과에 갔다. "의사 선생님, 여름 되니 검어지는 부위가 너무 보기 싫어서요. 이 구멍을 뚫은 종이를 대고 450으로 쏘아 주실래요?"라고 부탁을 드렸더니 처음엔 화상을 입을 수도 있다고 하시더니 그래도 환자의 부탁을 들어주시니 고맙다. 오늘은 의사 선생님 하는 말 "이 구멍 뚫은 종이 병실 여기에 둘께요" 하시면서 한 쪽에 꽂아주신다. 이제 4년 차 치료해 주시는 의사 선생님이라 친근하게 느껴지면서 고맙기도 하다.

사실 이 병원 저 병원 다닌 적이 있는데 정신적으로 거리상으로 치료 방법이 혼란이 와서 한 피부과에 오래 다니는 것이 수월하다. 저녁이 되니 또 엑시머 레이저 받은 부위가 빨갛게 반응한다. 토요일 저녁 잠자기 전에 화상 거즈를 대고 나니 일요일에 진정되었다.

대담하게 즐겨보렴

가끔 행복은 당신이 열어놓았는지
깨닫지도 못하는 문을 통해 슬그머니 들어옵니다.

- 존 배리 모어 -

대담하게 읽어듣기

시간이 흐르니 마음도 편해진다. 백반증 2년 4개월 인내하고 치료받고 마음 다스리기를 해 온 것처럼 세상 모든 것은 기다림의 연속인 듯하다. 그래서 사람들은 바로 '지금'이 가장 젊을 때이니 즐기라고 말한다. 회자되고 있는 '카르페디엠'의 의미처럼 현재에 충실하게 살아가는 것이다.

언젠가부터 '지금을 즐기자, 지금이 가장 나를 사랑하는 시간이야.'라고 격려하면서 자신을 존중하는 생활 태도를 갖고 실천하려 한다.

하나, 건강한 생활
둘, 배려하는 생활
셋, 여유가 있는 생활

위 세 가지를 생활철학으로 좌우명으로, 생활신조로 자신에게 각인시키는 과정을 통하여 나를 발견한다.

퇴근하고 지친 육신으로 피부과 들러 마트에서 장을 보고 집에 도착하려는 즈음, 사회 지인이 커피타임을 갖자고 한다. 그래 불러주는 사람의 마음을 배려하는 맘으로 약속하고 카페거리에서 배고픈 지인의 칼국수 먹고픈 제안에 쾌히 함께 즐기고 커피타임을 가졌다.

브레네 브라운의 저서 《마음가면》(숨기지 마라, 드러내면 강해진다) 에서 대담하게 뛰어들기를 이렇게 말한다.

대담하게 뛰어들기란 무엇인가?

대담하게 뛰어들기 Daring Greatly라는 말은 시어도어 루스벨트의 <공화국의 시민>이라는 연설에서 따왔다. 1910년 4월 23일 프랑스 파리의 소르본 대학교에서 루스벨트는 '경기장의 투사'라는 별칭으로도 불리는 연설을 했다 이 연설은 다음 대목 덕분에 유명해졌다.

"마음의 가면을 벗고 온몸으로 뛰어드는 것이다.

우리는 관중석에 앉아서 비평과 충고를 쏟아낼 것이 아니라 대담하게 경기장 한가운데로 걸어 들어가 사람들 앞에 모습을 드러내야 한다. 이것이 취약성이다. 이것이 대담하게 뛰어들기다. "

백반증 치료과정이 멀고도 길지만 대담하게 뛰어들어 치료하지 않으면 만족할 만한 결과를 만끽하지 못할 것이니 마음의 가면을 벗고 온몸으로 뛰어드는 열정을 아끼지 않아야 한다.

마음의 가면을 벗고 온몸으로 뛰어드는 것이다.

노출의 계절, 싫단 말이야

행복이란 우리가 시간을 들여 열중하는 모든 것입니다.
- 알베르 카뮈 -

스카프 모델이 되어

어제는 가는 여름 빗줄기가 내렸는데 오늘은 어제보다 날씨가 더 화창하다. 회색 하늘이지만 햇살이 얼굴을 내밀었다 숨었다 하는 날씨이다. 어김없이 찾아오는 직장 출근 아침은 분주하다. 화장을 하고 추가로 발라야 하는 것, 연고를 바르는 일이다.

화장하고 옷을 입고 보니 여름날이라 백반증이 있는 목과 가슴부위가 드러난다. 백반증 부위를 가릴 것을 생각해야 한다. 그래, 더운 여름날이지만 스카프로 가리고 멋을 낼 수밖에 없다. 출근 의상에 맞추어 이것저것 스카프를 둘러본다.

출근 시간 이런 고민을 하는 것은 모든 백반증 환우의 고민일 것이다. 꽃무늬 치마 망사 상의의 목에는 하얀 스카프를 두르기를 결정한다. 하얀 스카프를 휘날리며 출근한다.

옷이 얇아지는 계절, 더운 여름날은 참 고민이 많다. 드러내야 하는 곳에 백반증 부위가 있으면 가리고 싶은 마음이 간절하다.

멋을 부려보는 패션 리더라 생각해보면
마음이 편해지리라.

스카프는

참 멋진

친구다

가려주고

멋을 부려주는

참 좋은

친구이다

고마워 스카프야!

네가 오후 4시에 온다면
나는 3시부터 행복해지기 시작할 거야
-생텍쥐페리 어린 왕자 고백법-

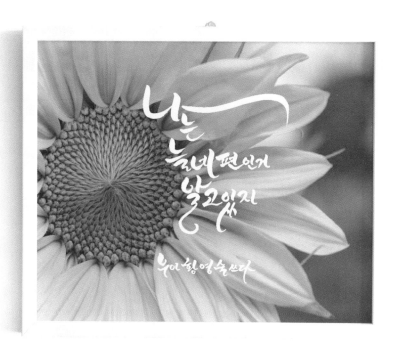

나는 늘 너 편인거 알고있지

우리 항영 숙 쓰다

반려 식물, 화초들이여
나 좀 살려주라

사랑은 당신이 자라게 해야 하는 꽃입니다.
- 존 레넌 -

금전수 연둣빛 얼굴을 내밀고

지금보다 더 나이가 젊었을 때는 집안에 식물을 키우는 것에 관심이 없었다. 중년 나이대에 백반증이 찾아온 후 집안에 공기정화식물, 관상식물들을 키우기 시작했다. 금전수, 다육식물이, 산호수, 알로애, 홍콩밴자민, 호야, 산세비에리아 등, 직접 화원에 가서 금전수를 사서 집안에 두면서 남편, 딸, 아들 이름 금전수로 짓고 남편, 아들, 딸을 생각하며 매일 기도하는 마음으로 식물들을 기르기 시작했다.

퇴근하면 식물들 가까이 가서 대화도 하고 마른 잎을 떼면서 이야기하고 어루만지고 넓은 잎들은 물휴지로 먼지를 닦아주면서 또 대화하고 식물들과의 이런 시간은 힐링의 시간이다.

매주 토요일은 식물들에서 물밥을 주는 날로 정해서 물을 준다. 식물은 사람들에게 좋은 점이 많다. 작은 잎이 연둣빛에서 초록으로 자라는 과정에서 기쁨, 슬픔, 평안, 기특함, 행복까지 다양한 감정들을 갖게 해 준다. 늘 말 없이 꿋꿋하게 살아가는 식물의 모습을 통해 삶의 혜안을 얻기도 하고 평범했던 일상에 자연스럽게 스며들어서 순간마다 의미를 선사하고 고단했던 하루를 어루만져준 식물. 초록 식물은 조급했던 일상에는 작은 여유가 생겼고 푸르름이 들에서 삶을 그리고 인생을 배우게 된다.

백반증 환자는 특히, 스트레스를 받지 않아야 한다고 한다. 식물과 함께하

는 시간은 스트레스 해소 도움이 된다. 식물 키우기는 건강한 삶을 살게 하고 나아가서 인생을 바꿀 수 있다

초록 생명 만데빌라 꽃

　최근 들어 가장 낮은 기온일는지? 핸드폰 날씨에 오늘은 영하 15도라 표시된다. 마스크는 필수품인지 오래되었지만, 털모자, 털장갑, 털 신발 등 방한용품들을 온몸을 휘감아도 찬 기운이 스멀스멀 몸속으로 스며드는 강추위 날씨. 이렇게 추운 날 백반증 환우님들 마음이 조금 더 추워질까 봐 백반증이 있는 사람으로서 염려증이 고개를 내민다. 몸과 마음이 따뜻해지는 일은 없을까?

　12월 Christmas 크리스마스이브, 그리고 다가오는 성탄절이라 메리 크리스마스라고 SNS로 지인들에게 외칠 뿐 함께 모여 도란도란 이야기하고 계절을 즐기기에는 제약이 많은 시대가 되었다.

　코로나 변이오미크론 등장으로 강화된 거리두기 단계로 주말이어도 꼼짝하지 말고 집안에서 보내야 한다. 날씨가 너무 춥다. 어제와 똑같이 오늘도 거울 앞에 서서 목요일 엑시머 레이저 이후 붉은 기가 진정된 거무스름한 피부 이곳저곳 사이로 하얀색 백반증 피부 연고인 가성카탈라제를 지성껏 펴 바른다,

　나의 공간 이곳저곳에 초록 생명과 이야기해 본다. 요즈음 가장 따뜻한 온기를 전해주는 초록 생명은 만데빌라이다. 빨갛고 화려한 큰 꽃을 피우는 만데빌라 연둣빛 줄기들이 조금 더 굵은 덩굴을 휘감으면서 줄기들 끼리끼리 의지를 하고 하늘 높은 줄 모르고 가느다란 줄기는 허공을 찌르고 굽어진 줄기는 또 다른 줄기를 품는 듯한 자태는 따뜻한 가족을 연상케 한다.

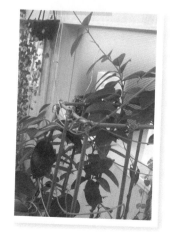

줄기와 줄기들이 따뜻하게 손을 내밀 듯 사랑이 가득한 만데빌라 가족들을
보노라니 영하 15도의 날씨가 춥게 느껴지지 않는다.

연약한 식물들도 저리도 애절하게 서로 줄기와 줄기를 품어주고 의지하
고 살아가는데 백반을 가진 환우님들끼리 따뜻한 마음길을 열어 함께 위로
하고 격려한다면 이 추운 겨울날 한기가 온기로 느껴지겠다.

초록 생명 식물과 친구도 하자

/ 초록이 아이들

넓은 창가를 울타리로
배란다 초록이들은
햇살을 향하여 고개를 내민다

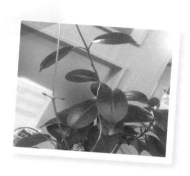

산세비에리아
해피트리
산호 수
선인장
홍콩 벤저민
호야
다육식물들 초록이

퇴근하면
잘 지냈니?
피곤의 적은 육신이지
미소 찾으며
어루만지며
인사하노라

눈을 뜨면
안녕
미소를 지으며
인사한다

초록이 들은
참 좋은
내 친구들이어라
말하지 않아도
숱한 이야기들을
주고받을 수 있는
참 좋은 초록이 친구들

희망의 계절에 취하다

당신의 장미를 그토록 소중하게 만든 것은
당신이 장미를 위해 보낸 시간입니다
- 앙투안 드 생텍쥐페리 -

잔인한 4월이 아닌 희망의 4월에

 어젯밤 봄비가 내리더니 월요일 출근 아침에 봄비가 거치고 벚꽃 사이사이로 녹색 잎이 고개를 내민다. 집에서 직장 근무처까지의 출근길은 언덕길을 달려야 한다. 클래식 음악이 있고 수락산 수채화 연둣빛, 개나리 진달래 꽃 조화를 이루니 음악과 자연의 향연 신세계가 바로, 이 순간이로구나. 자연에 감동과 감탄을 자아내며 자가용 창문을 열고 산이 주는 향기를 음미해본다.

> 참으로 아름다운 계절이로구나!
> 자연에 감사한다. 내 친구 백반증에도 말해준다.
> '백반증 내 친구야, 아름다운 계절을 느껴보렴.'

 저 아름다운 수락의 아침을 보고 있니? 클래식 음악과 함께 행복하자. 감동과 감탄의 여운이 근무실 책상 앞에까지 진하게 남아있다.
 자연아, 고맙다.

> 자연을 보라,
> 그리고 자연을 배우라,
> 자연은 끊임없이 자신을 단련한다.

/ 5월의 장미야

붉은 여명이 밝아
햇살에 프리즘 되어
눈이 부시도록
흩뿌린 검붉은 빨간 옷을 입은 듯

새벽의 여신 에오스가 뿌린
꽃의 여왕, 향기의 여왕으로
아름다운 자태

짹짹 짹
아침 새도 공감의 마음을
소리로 화답하누나

무엇에
그리도 기분이 좋은지
상큼 아침 바람에
일렁거린다.
또 흔들리는

목이 긴 사슴처럼
담벼락을 휘감고
피어있는
찬란하도록 아름다운
5월의 장미야!

세월의 시름에 지친 사람들에게
희망을 주는 너

5월의 신부에게는
달콤한 사랑을 꿈꾸게 하는 너

하얀 도화지에
그림을 그리는 화가에게는
창작의 산물을 잉태하는 너

사랑하는
아름다운 이들에게는
연인의 선물이 되는 너

사람들에게

너는 희망의 꽃
넌 사랑의 꽃
너는 연인의 꽃
넌 창작의 꽃

너는 만인이 사랑하는
축복의 꽃이란다

장마와 태풍 속에서도 감사를 배운다

감사는 고귀한 영혼의 징표이다.
- 이솝 -

감사하는 마음

밤부터 비가 주룩주룩 내린다. TV에서는 13호 태풍 '링링' 영향으로 인해 내일모레까지 지역별 비가 내린다고 하고 외국에서는 태풍의 피해가 큰 나라도 있다고 보도한다. 아직은 주변 지역에 피해가 없는 태풍이기에 감사한 마음이 든다.

'감사'라는 말이 생각난다. 아침에 눈을 뜨면 살아있음에 감사하고 백반증을 어루만지며'더 좋아질 거야'라고 말 할 수 있는 내 마음에 감사한다.

데일카네기 코리아 대표 최염순 박사님은 평소에 늘 "감사합니다."라는 말을 들을 때가 있다. 습관처럼 하는 그분의 말은 느낌이 남다르다. 저서《씨익 웃고 쓰윽 하자》책을 읽으면서 공감하게 되었다.

책 표지에 '씨익 웃으면 긍정적으로 된다. 긍정적으로 되면 범사에 감사하게 된다. 범사에 감사하면 행복해진다. 행복해지면 쓰윽 일을 하게 된다. 쓰윽 일을 하다 보면 조금씩 일을 잘하게 되고 일에 가속도가 붙게 된다. 탁월한 성과를 타인과 나누면서 행복한 인생을 즐기게 된다'라고 적혀있다.

기독교에서는 데살로니가전서 5:16~18 '범사에 감사하라'라고 적혀있다고 한다. 이 성경 구절에는 세 가지 의미가 있다고 한다. 시작부터 감사하고 중간에도 감사하고 마지막에도 감사하라는 의미라고 한다.

루퍼트 셀 드레이크(Rupert Sheldrake)는 생물학자이며 80여 편의 논

3) 씨익 웃고 쓰윽하자. 데일 카네기 코리아 카네기연구소, 최염순. 2014
4) 출처 : 불교신문(http://www.ibulgyo.com)

문을 비롯해 10여 권의 책을 쓴 작가로 2013년 스위스 두트바일러 연구소의'세계의 사상을 주도하는 인물 100인'에 선정되기도 했으며 현재 캘리포니아 정신 과학연구소 연구원이며 코네티컷대 학원연구소의 방문 교수라는 분이다. 그의 책에서 일상 속 영성의 기술 곧 진정한 행복을 성취하는 방법을 다음의 7가지로 요약한다.

명상하기(meditate) △감사하기(gratitude), △자연과 연결되기(connecting with nature), △식물과 관계 맺기(relating to plants), △노래하기, 챈트하기(singing and chanting), △의례에 연결되기(rituals), △순례하기(pilgrimage and holy places)라 한다.

여기에서도 행복을 성취하는 방법 중에 감사하기를 찾아볼 수 있다.

생각해보면 우리 주변에는 감사할 것이 너무 많은 것 같다. 우리는 살다 보면 감사함을 잊고 살아가고 있을 때가 많다. 마음속에서 감사함을 찾을 수 있을 때 행복해지는 것이 아닐까 생각해본다.

'감사합니다.'라는 말 한마디 실천 해 볼까요?

/ 백반증 친구

사랑한다
너
나의 친구
백반아!
내 몸에
이사 온 지
벌써 575일째구나!

세상 어디에도 없는
나의 몸
백반을
사랑한다

너는
눈을 뜨면 나의
따뜻한 손길에 어루만져지며
포근함을 느끼리라

너는
눈을 뜨면 거울 앞에 선
나의
밝고 환한 미소를 보고 있지

내 몸속에
잠시 쉬어가는 거겠지!
참 좋은 친구로 지내자

여름 집중호우와 장마 및 태풍으로 인해 2020년 8월은 더위를 잊은 채 홍수 등 재난으로 얼룩진 휴가철이 지나가고 있다.

코로나19 재확산으로 학교는 8.26일부터 전면 원격수업으로 전환되었고 전국적으로 온 나라가 긴장하고 있는 시국에 제8호 태풍 바비(BABI)가 제주도를 시작으로 한반도에 접근하면서 크고 작은 피해가 속출하고 있고 제주도 서귀포 서쪽 190km 해상으로 접근하여 동서쪽 해상을 지나며 27일 새벽 3~4시는 수도권으로 진입한다는 보도로 밤새워 긴장하는 날이었건만 힘을 잃어준 바비 태풍이 고맙기는 한 날이다.

엑시머 레이저 480으로 2~3일간 붉게 반응하는지 7일째 피부과에 가야 한다.

괜찮겠지

괜찮을 거야

걱정하지 마

백반증 부위를 어루만지며 가성카탈라제 연고를 바르며 마음 다스리기를 한다. 안쓰러운 백반증 부위, 내 몸이니 사랑하는 마음 가득 담아 마법을 건다. 사랑한다. 오늘도.

괜찮아, 괜찮을 거야, 걱정하지 마
날마다 점점 더 좋아질 거야.

물오리가 주는 교훈

인생이 충만하게 발전할 수 있도록 현명한 사람들은
모든 살아 있는 생명체의 친구가 된다.
- 알베르트 슈바이처 -

물오리 가족들

　주말 이른 아침엔 용암천 카페거리 걷기를 한다. 9월이 오는 소리가 용암천 물속, 물가에서 저마다의 모습으로 아침 운동 1인 나를 맞이하는 듯하다. 활짝 피었던 금계국은 알알이 머금은 씨앗 집이 아침 가을바람에 날리고 조금은 빛바랜 갈대가 바람에 일렁이고 이름 모를 풀들이 초록빛에 수채화 같은 바랜 색으로 옷을 갈아입었다.

　아침 운동을 나온 이런저런 사람들의 움직임 또한 흥미롭다. 빠르게 걸으며 두 손을 힘차게 위아래로 움직이는 사람 옆으로 움직이는 사람, 세월아 네월아 천천히 걷는 사람, 한껏 운동 복장에 멋을 내고 신나게 질주하는 사람, 보호 모자에 사이클 복장으로 자전거를 타는 사람, 반려견을 데리고 천천히 산책하는 사람 사람들로 북적거린다.

　목표했던 곳을 돌아 용암천 1교 아래 오리 가족들을 만났다.

　네 마리 오리는 물 밖으로 나와서 바랭이 씨앗을 쪽쪽 쪼아 먹으로 종종 걸음으로 이리저리 다닌다. 3마리 오리는 물속에서 노닌다. 어느새 물 밖으로 산책하러 나갔던 오리가 푸드덕 날갯짓하더니 물속으로 뛰어든다.

　7마리 오리가 물 위쪽에서 노니는데 가운데 있는 오리 한 마리 '꽥꽥'소리를 낸다. 나머지 오리들은 그냥 평화롭게 물속에 있는 무엇을 먹는 듯하다.

　카페 천에 운동 나온 몇몇 사람들은 나같이 신기하여 지켜보는 것처럼 오리 가족의 아침 모습을 핸드폰 속 사진으로 동영상으로 렌즈 속에 담는다.

'꽥꽥'소리를 지르는 오리는 엄마 오리일까? 아빠 오리일는지?

아마도 엄마 오리가 아닐까 생각이 든다. 아침상을 차려놓고 "애들아, 아침밥 먹자"하고 신호를 주는 것 같기도 하고 아침밥 다 먹었으니 이제 자유롭게 자기 시간을 가지라고 알리는 것 같기도 하고 오리와 나는 말로 소통하지는 않았지만, 무언의 몸짓과 소리로 오리 가족들의 아침 일상을 보고 있다. 말 못 하는 오리들도 가족끼리 단란한 아침을 보내고 있다. 서로 소통하고 공감하면서 살아가는 우리네 사람들도 가족끼리, 사회 속에서, 나라 속에서 오리 가족의 사랑 모습처럼 평화로운 일상이 되었으면 하는 소망을 가져본다.

에크하르트 톨레의 《삶으로 다시 떠오르기》에 오리에 대한 내용이 있다.

오리에게 인간의 마음이 있다면

『지금 이순간을 살아라 The Power of Now』에서 나는 두 마리의 오리의 싸움을 관찰한 경험에 대해 쓴 적이 있다. 오리의 싸움은 결코 오래 지속 되지 않으며, 금세 헤어져 각자 반대 방향으로 헤엄쳐 간다. 그런 후에 두 마리는 몇 차례 격렬하게 날개를 털어, 싸우는 동안 쌓인 나머지 에너지를 방출한다. 그 후 날개를 접고 마치 아무 일도 없었던 것처럼 유유히 물 위를 떠간다.

만약 오리에게 인간의 마음이 있다면, 오리는 생각 속에서 이야기를 만들어 내면서 그 싸움을 계속할 것이다. 오리는 아마도 이런 이야기를 만들 것이다. '저놈이 저런 짓을 하다니 도무지 믿을 수가 없어. 저놈은 나는 안중에도 없이 내 옆구리 바로 근처까지 밀고 왔어. 이 연못이 자기 것일 줄 아냐? 내 개인적인 공간에 대한 배려가 전혀 없어. 저런 놈은 다시는 믿지 말아야 해. 나를 약 올리려고 다음에는 어떤 계략을 꾸밀지도 모르는 놈이야.' 이런 식으로 마음은 언제까지고 이야기의 물레를 돌리면서 며칠, 몇 달분 아니라 몇 년 동안이나 계속 생각하고 말할 것이다. 마음과 마음이 만들어 낸 나와 나의 이야기가 언제까지나 계속된다. 오리가 가르쳐준 교훈은 '날개를 털어'라, 그것을 해석하면 '이야기를 내려놓아라.' 즉, 현재의 순간으로 돌아오라.

자연 속 많은 존재인 꽃, 나무, 동물, 산, 등 사람들에게 중요한 교훈을 가르쳐준다. 오리가 준 교훈 하나 '날개를 털어라.'나도 나의 백반증에 대한 날개를 털고 기다리면 치유의 그날이 돌아온다는 믿음이 생긴다.

저 먼 지구상에 있는 아프가니스탄의 탈레반 점령 뉴스, 400여 명 가까운 아프가니스탄 난민들을 맞이한 우리나라 아름다운 대한민국이다. 탈레반 정국의 아프가니스탄 사람들, 종교적 신념에 의해 우리가 보는 관점은 인권 탄압의 현실에 가슴이 아프다. 그들에게도 평화가 깃들기를 기도해 본다. 오리의 교훈을 전해주고 싶은 심정이다.

날개를 털어라, 그리고 현재의 순간으로 돌아오라.

/ 용암천 산책길 오리 가족

꽥꽥
꽥꽥
아침 산책길에서 만난
오리 일곱 마리

오리 네 마리 물 밖에서
바랭이꽃을 향하여
기다란 부리를 움직이며
무엇인가를 쪼아 먹고

오리 세 마리 물속에서
무엇인가를 쪼아 먹다가
푸드덕푸드덕 날갯짓도 하고

꽥꽥
꽥꽥
가운데 키 큰 오리가 소리를 낸다
소리 내는 오리는
엄마 오리일는지

물속으로 풍덩풍덩 오리 세 마리
물 위쪽 일곱 마리 오리는
엄마 오리의 소리 신호에
아침밥을 먹는가 보다

오리 일곱 마리 아침상에서
여유와 평화
행복을 본다.

/ 용암천 산책길 오리 가족 또 만났네!

꽥꽥
꽥꽥
저녁 운동길에서 만난
오리 일곱 마리
뜨거운 여름날 만났던
그 오리 가족이겠지
몇 달간 보이지 않았던
오리가족

오리가족 일곱 마리다
산책하러 갈 때마다
오리 가족이 보이지 않아
그리웠던 자연 속에 생명들
다른 개울가로 갔을까?
어디가 아픈 걸까?
무슨 일이 일어났을까?
궁금했는데
겨울이 다가오는 10월 마지막
어둠속에서 만났으니

어둠속에 용암천 물빛을 빌어

하나, 둘, 셋, 넷, 다섯, 여섯, 일곱 마리

한 가족이 틀림없구나

반갑다 오리가족들아

따뜻한 안식처 내 집으로 가는 길인데

저 차가운 물 속에서

밤을 보내야 하는 오리가족들

물속이 오리가족의 집이니

잘 자라 오리가족들아

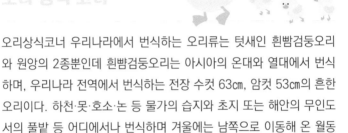

오리 상식 코너

오리상식코너 우리나라에서 번식하는 오리류는 텃새인 흰뺨검둥오리
와 원앙의 2종뿐인데 흰뺨검둥오리는 아시아의 온대와 열대에서 번식
하며, 우리나라 전역에서 번식하는 전장 수컷 63㎝, 암컷 53㎝의 흔한
오리이다. 하천·못·호소·논 등 물가의 습지와 초지 또는 해안의 무인도
서의 풀밭 등 어디에서나 번식하며 겨울에는 남쪽으로 이동해 온 월동
군과 함께 대집단을 이룬다. 4~7월에 한배에 10~12개의 알을 산란하
여 26일간 알을 품으면 부화한다.

계절이 주는 위안

우리들은 계절과 더불어 달라질 수 있겠지만,
계절이 우리들을 바꿔놓지는 않는다.
- 칼릴지브란 -

2020년 코로나19가 재확산한 지 10일째 24일 0시 기준 259명대 하루 전보다 10명이 낮아지기는 했다고 보도가 되었다. 하지만 불안한 사회 전반 학교도 긴장 상태가 지속되고 있는 월요일 아침이다. 늦은 시간, 열어둔 창문 사이로 찬 바람이 새어 들어왔다. 8월 23일 처서도 지났으니 이내 찬 기운이 가득해질 것 같은 예감이 든다. 백반증 환우 중 특히 노출해야 하는 부위에 증세가 있는 사람은 여름날 많은 고민과 스트레스가 있다. 필자도 목, 어깨, 가슴부위 인지라 여름이 두려운 계절이다. 그러나 찬 바람이 불면 긴 목이 있는 옷으로, 긴소매가 있는 옷으로 가릴 수 있으니 마음이 편한 계절이다.

백반증 환우들의 아픔과 슬픔은 동병상련이다. 오늘은 6일째 되는 날 엑시머 레이저 치료를 위해 피부과에 가야 하는데 늘 그런 것처럼 엑시머 레이저 파워와 반응이 걱정된다. 요즘은 엑시머 레이저 받은 부위가 파스를 발라놓은 듯한 느낌, 약간 간지러운 느낌, 정확하게 표현할 수 없지만 스멀스멀하는 이 느낌이 무엇인지? 의사 선생님께 질문을 해야겠다.

가성카탈라제 유료 소분 택배를 받았다. 늘 소분해서 택배를 보내주시는 바르미닝이 아주 고맙다 얼굴두 모르고 대면한 적도 없지만 백반 환우님이 이처럼 따뜻한 마음과 정성을 보내주시니 거듭 감사의 마음을 보내드리고 행복을 느껴본다. 바르미님 고맙습니다.

자연에서 배운다

/ 음지와 양지녘에서

종종걸음
등교를 위해 교문을 들어서는
마스크를 낀 아이들
눈으로만
표정을 읽어야만 하는 세상이 되었으니
아, 슬퍼라

교문 맞이 공간에는
음지와 양지가 있다.
한 발짝 옆으로 가면
음지 세상
한 발짝 다시 옆으로 가면
양 지세상
햇살이 고마워라

10월
천고마비의 계절이라
하늘은 파랗고
구름 한 점 구경할 수 없네!
아침햇살 따사로운데
서걱이는 찬 기운이
옷 속으로 스며든다

벌써
가을의 깊이가

/ 여름비 하염없이 내리고

여름비 사이로
짙어져 가는
수락산의 상큼함
클래식 음악

자연은 저리도
말없이
불평 없이
자랑 없이
스트레스 없이
초연할까?

자연이 주는 배움
고이 마음 밭에 앉혀본다

백반증도
자연이 준 교훈으로
살아가다 보면
초연한 모습을
보여주리라

사랑한나, 백반이야

/ 가을 아침

회색 하늘
가을날 아침
교정의 빨간 단풍은
눈이 부시도록
아름다워라

가슴 위로
차오르는
우울감을
희석하게 시키누나

교차해 오는
행복감
그것은
새로운 만남의
설렘이어라

꽃을 사랑하는
화가의 날
화가는
소망한다고 한다

시리도록 아름다운
가을날의 희망을

/ 짙어진 초록 나뭇잎 바람 구슬되어

어제 낮 여름비
한 줄기 쏟아지더니
어두운 밤새
하늘은
꽃단장하였을까?

아침에 만난
녹색 나뭇잎
바람을 만나
파란 하늘 사이
나뭇잎 아래로
바람 구슬되어
내 얼굴에 쏟아진다

쉬
선풍기의 바람을
빌어야 하는 계절에
이 아침의
바람 구슬의
시원함은
귀한 선물이다

바람 구슬 나무야
고마워

오늘날 사람들의 주 이동 수단은 자가용이다. 자가용을 타고 도로를 달리다 보면 참 차가 많다는 생각이 든다. 이곳저곳 이렇게 저렇게 도로도 많은데 그 많은 도로 위 차가 가득하니 말이다. 자가용 교통수단이다 보니 창문을 닫고 달릴 때가 많다. 그러나 도시를 벗어나 산길이나 숲길을 달릴 때는 창문을 열어본다.

가끔은 달리는 차 창문을 열어보세요.

8월 말 며칠간 쏟아진 마른장마로 인해 녹음빛깔 나무들, 바위, 가을풀들, 가을 소리, 가을 땅 위 만물들이 늦여름 장마 물기를 가득 머금고 있다.

9월이 시작되는 날, 아침 출근길 수락산을 끼고 있는 조금은 한산한 굽어진 길을 자가용으로 달리다가 창문을 열었다. 마른장마 끝 가득 머금은 물향기, 숲속에서 뿜어나오는 피톤치드일까? 여느 날의 향기와는 다른 자연의 깊은 향기를 맡으며 클래식 음악과 함께 순간의 힐링을 만끽해 본다.

이 또한 작은 행복이다.

철학자 니체가 말한 최고의 행복은 작은 것에서 찾는다는 말의 의미를 되새겨본다. 행복의 알맹이를 가슴에 살포시 안아 본 날이다.

자연과 사람과의 만남

어둠 속에 차가운 기운이 스멀스멀 퍼져가는 저녁쯤 운동을 나갔다. 찌는 듯한 한 여름 내내 아파트 안 아름아름 나무들이 초록 내음을 뿜냈는데 어둠 속에 밟히는 서걱이는 크고 작은 낙엽 더미, 어둡고 차가운 대지 위에 쌓여있는 잎들을 물끄러미 내려다보면서 잎을 잃어버림을 아쉬워하는 앙상한 나뭇가지들 나는 어둠 속에 자연과 만난다.

산책길 카페거리기를 달리다 보니 여름날 만났던 오리 가족들이 궁금했다. 꺼뭇꺼뭇 보이는 물속에 돌멩이들이 모두 오리 가족 일 것 같은 느낌은 무엇일지! 자연 속에 오리 가족으로 보이는 환영을 어찌할꼬!

　사람들과 달리 물속에서 살아야 하는 자연 생물에 대한 경외감이 드는 것은 추워지는 날씨에 알 수 없는 기후의 변화 속에서도 살아야 하는 존재들이기 때문이다. 결국, 오리 가족은 만날 수 없는 저녁 운동시간이었다. 그래, 오리 가족들이여! 오늘 밤도 안녕을!

　한 친구가 '우리는 낙엽처럼 여행하고 있다'라고 카톡을 보냈다.

　이런 글로 답글을 써 내려갔다.

　'낙엽처럼 여행하는 우리는 때론 바람도 만나고 때론 비도 만나고 때론 천둥과 번개도 만나고 때론 그리운 사람도 만나리라. 만나는 많은 그것 중에서 가장 반갑게 맞이해야 할 존재는 사람이지 않을까 생각해 봅니다. 아는 사람, 그리운 사람에 대해 반가움은 여행가 최소한의 예의가 아닐는지, 우리는 최소한의 예의를 소유한 여행가들이리라.'

　나의 답글에 달린 또 다른 친구는 이런 답글을 달았다.

　'맞습니다. 맞고요. 철학이 아무리 깊다고 하여도 어찌 인간의 정과 비교하리오. 인간의 정이란 만남에서 자라고 쌓이지요. 만남 없으면 어느새인가 녹아 없어지는걸요'

　'우리는 낙엽처럼 여행하고 있다'라는 말이 마음 깊은 곳으로 파고드는 가을이다. 가을에 만난 많은 자연물, 울긋불긋 단풍, 한 아름 떨구고만 앙상한 가지의 경이로움과 환희도 존중받아야 하지만 사람과의 만남 또한 소중한 것이다. 내일도 우리는 낙엽처럼 또 다른 여행을 시작해야 한다.

노출의 계절

가을은 다른 계절보다 더 많은 금을 주머니에 넣고 다닌다.
- 짐 비숍 -

스카프로 여름날 패션모델 놀이

날씨가 더워져 오면 얼굴이나 목과 팔에 백반증이 있는 환우들의 고민은 이만저만이 아니다. 그 누가 알리요! 어김없이 다가온 출근 해야 하는 월요일이다. 일요일 저녁, 월요일 날씨를 미리 검색해야 한다. 비가 올지! 구름이 가득할지! 햇볕 쨍쨍 더운 날이 될지?

나들이나 출근할 때 백반증이 있는 부위를 가리는 고민을 해야 하기 때문이다. 입을 옷을 정하고 스카프와 목도리, 손수건으로 어떻게 연출을 해야할지 혼자만의 패션모델 놀이를 한다. 고독한 패션 놀이를. 월요일이 오기 전에 월요일 출근 의상과 액세서리까지 연출한 후에 일요일 밤을 맞이한다.

큰 옷 집이란 것이 생각난다. 큰 옷을 입어야 하는 사람들이 있기 때문이다. 백반증 있는 사람들의 액세서리 소품, 스카프 등도 간절하다.

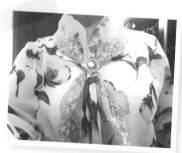
삼각 스카프와 조임으로 연출

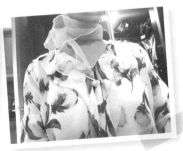
손수건 크기 스카프

눈이 부신다
안방 창가의 푸름이 들
참 좋은 친구다
언제 보아도
세련되고 멋스러운
뱅갈 고무나무는
푸르른 자태를 뽐낸다
소박하게 앉아있는
파키라까지
사랑스러운 녹색이 들
가늘고 가느다란 줄기
연약하게만 보일지라도
힘겹게 햇살을 반기는 듯하지만
코로나19 상황으로
가정 학교에서 지친 나를
격려하고 위로해 주는
말없이 강하디강한 다육식물들
연약하지만 자세히 보면
더욱 강함을 나에게 전해준다
그래, 나도 힘낼게
다육식물들이여!
고맙다 고마워
녹색 아이들아

스트레스, 니가 왜 거기서 나와

스트레스를 이길 때마다, 당신은 더 강해집니다
- Unknown -

스트레스를 어찌 할까?

직장의 분위기는 밝고 명랑한 불금이라는 금요일이다. 하지만 왜 이리 할 업무가 많은지 이리뛰고 저리뛰고 일거리는 태산이다. 해야 할 업무가 많으면 스트레스를 받을 수 있는 것이다. 하지만 스트레스를 스트렝스로 만들자고 약속한 것이 생각나기에 마음의 평정을 찾고 쌓인 업무를 처리해 본다.

스트레스는 모든 병의 원인이라고 한다. 백반증이 생긴 후 환자가 받은 스트레스가 백반증을 잘 낫지 않게 하는 요인이 될 수 있다고 한다. 스트레스 받지 말고 해야 할 일이면 즐기자는 마음으로 일하는 마음 자세가 중요하다.

스트레스(신체적 또는 감정적)는 유전적 불안정을 촉발하여 백반증의 발병과 확산을 주도하는 주요인으로 밝혀졌다는 인터넷 문구가 생각난다. 감정적 스트레스로부터 벗어나기 위해 창조적인 것에 빠져 보아야 한다.

명상, 요가 및 긴장완화 운동을 통해 라이프 스타일을 변화시킴으로써 백반증의 확산을 막을 수 있다고 한다.

나는 계속 나아 갈거야

직장인들은 월요일은 월요병이 있는 날이라고 한다. 오늘은 월요병이 단단히 느껴지는 날이다. 퇴근 후 엑시머 레이저 치료를 위해 피부과에 가는 날이기도 하다.

그동안 치료하면서 한번도 느껴보지 못한 지침, 쓰러짐, 가기싫음 등 긍정적이지 않은 단어들과 함께 갈등과 회의적인 마음을 갖고 있음을 몸이 말을 하고 있음을 느꼈다. 이 일을 어쩔까? 백반증에게 너무 미안하고 미안하다. 자신에게 말한다.'아니야, 피부과에 가야지, 힘을 내'운전대를 잡고 피부과에 들렀다.

엑시머 레이저 치료를 하고 의사선생님께 말한다.

"선생님, 1년 6개월이 접어드는데 지치고 힘겹고 어떻게 해야 하나요? 저에게 희망적인 말씀을 해 주실래요?"

의사선생님 웃음 가득한 표정으로 "아주 나쁜 것도 아닙니다. 좋아지고 있는 사례입니다. 계속 해 봅시다. 걱정마세요"라고 격려한다.

《바람이 숨결 될때 》책을 읽었을 때 저자인 의사 폴칼라니티가 암투병을 하면서도 병을 앓고 있지만 열정적인 삶을 살면서 평소에 하는 일에 몰두하는 긍정적인 태도와 의연한 태도에 감동하지 않았는가?

사무엘 바케트의 장편소설《이름 붙일 수 없는 자 》에 나온다는 유명한 말,"나는 계속 나아 갈거야(I will go on)"라고 말하면서 다시 신경외과 수술실로 돌아가 자기 일에 충실하였다는 대목이 생각난다.

그래, 나도 여기까지 왔는데 여기까지 치료 잘 해 왔는데 계속 나아가는 거야. 백반증 치료는 멀고도 길고도 가시밭길이다. 그러나 희망적인 마음 다짐이 필요하다.

스트레스 절대로 받고 싶지 않는 날

오늘은 직장에서 업무적으로 스트레스가 엄청 많이 쌓이는 날이다.

'절대로 스트레스를 받지 않아야지' 다짐하면서 업무를 하지만 거울에 비치는 내 모습은 얼굴이 열이 오르고 얼굴색이 마음에 들지 않는다.

언젠가 스트레스를 극도로 받았을 때 백반 부위가 빨갛게 변하는 것 같았다.

흔히 말하기를 일은 얼마든지 할 수 있다고 한다. 스트레스도 일 때문에 받는 것이 아니라 마음의 문제인 것이다. 리더십의 선구자의 '스트레스는 스트렝스다'라고 하는 의미는 스트레스 극복방법을 의미한다.

사람들이 스트레스에 시달리는 이유는 자신이 가진 좁은 의식의 한계 때문인데 내면의 무의식을 탐구하면 복잡한 실타래처럼 얽혀있는 내면의 갈등을 알게 된다. 그리고 나를 둘러싼 이웃의 생각과 행동, 그 밑에 깔린 내면의 심리를 좀 더 쉽게 이해할 수 있게 된다. 그 과정에서 내면의 갈등이 풀리고, 성장하는 자신을 발견할 수 있다고 한다.

스트레스는 스트렝스로 만들어라.

/ 살다 보면

사람들은
시간은
참 빠르다고 한다

중년을 넘기는
세월이 되면 더
시간이 빠르다고 한다

살다 보면
좋은 일은
아, 좋아, 좋구나!
짧은 시간으로 지나가 버린다.

나쁜 일은
잊기가 참 쉽지 않다

마음먹은 대로 되지 않을 때도 많고
뜻하지 않은 궂은일이 생길 때도 있고
때로는 극한 상황에
직면할 때도 있으니

살다 살다가 좋은 일보다
나쁜 일은 잊히기 쉽지 않더라도

우리는
서로 웃음으로
위로하고 위로받으며
사랑하는 마음
감사하는 마음으로
부대끼며 살아야 한다

걱정도 팔자다

9월 2일(월) 엑시머 레이저 Power를 320으로 올렸더니 백반증 부위가 빨갛게 반응하기에 다시 300으로 내려서 치료하고 있다. 엑시머 레이저 치료 3시간 경과 후 반응이 나타난다. 파워가 세면 좀 빨갛게 된다거나 반응이 없는 부분도 있다.

어쨌든 화상이 되지 않도록 엑시머 파워를 조절하는 것이 필요하다. 환우는 늘 전문의와 반응을 소통하면서 파워를 조정해나가는 치료가 필요하다.

'걱정도 팔자다'는 속담이 있다.

하지 않아도 될 걱정을 하거나 관계도 없는 남의 일에 참견하는 사람에게 놀림조로 이르는 말이라고 해석한다. 남에게 이르는 말이지만 필자는 나 자신에게 하고 싶은 말이다. 걱정도 팔자라는 속담을 실감한다.

우리는 살면서 쓸데없는 걱정을 많이 하기도 한다. 특히, 백반증 환우들은 자신의 마음과 대화하면서 가끔 걱정을 버리는 연습이 필요하다. 걱정으로 자신을 걱정의 영역에서 구속하고 마음을 갉아 먹게 하며 옥죄는 성격은 개선할 필요가 있다.

행복 호르몬

마음을 편안하게 하면 스트레스는 자연히 사라집니다
- Haemin Sunim-

호르몬 중에서 행복 호르몬이 있다. 행복 호르몬이라고 불리는 세로토닌이 활성화되어 정상적으로 분비되고 제 기능을 잘하면, 교감신경이 안정되어 밤에 수면을 방해하지 않는다. 수면이 방해되지 않고 숙면을 하면 멜라토닌 호르몬 분비를 촉진한다. 나이가 들면 들수록 행복 호르몬을 더욱 신경을 써서 관리해야 한다.

필자 같은 경우는 백반증이라는 난치병이 있으니 어떤 호르몬보다 행복 호르몬이 필요하다. 행복 호르몬을 분비하는 생활 습관이 필요한 사람이다. 행복 호르몬을 분비하는 생활 습관을 소개한다.

하나, 하루 30분 이상 햇볕을 쬔다. 처음에 시간을 내는 데 익숙하지 않을 때는 시간을 정해 두고 한다. 햇볕을 쬐며 산책을 하는 게 가장 좋지만 그게 어렵다면 창문을 열어두고 햇볕을 쬐는 것만으로도 효과를 볼 수 있다.

둘, 스트레스를 받는 날에는 좋아하는 일을 하거나 노래를 듣는 거나 명상하는 시간을 갖는다. 작은 스트레스도 계속해서 받으면 코르티솔 호르몬이 만성적으로 유지되어 멜라토닌 호르몬 분비를 방해한다. 그러므로 작은 스트레스라도 무시하고 넘기지 않고 나만의 방법으로 해소한다.

셋, 반려동물이 있다면 스킨십을 자주 하고, 가족이나 마음이 잘 맞는 친구들과 서로 칭찬하고 격려하는 대화를 의식적으로 하는 시간을 가진다.

성장을 하는 아이들이나 청소년에게는 성장 호르몬이 필요하여 생활 습관에서 실천해야 하지만 나이 불문하고 건강생활을 위해서라도 성장 호르몬이 분비되는 생활 습관도 필요하다. 성장 호르몬 분비를 위한 생활 습관이 있다.

□ 일주일에 5회 이상 운동을 한다.

□ 하루 10분 이상 빠르게 걷기를 한다.

□ 처음부터 무리하지 않고 숨이 약간 찰 정도로만 운동을 한다.

□ 빠르게 걷는 시간을 10분에서 20분, 30분으로 점차 늘려나간다.

□ 평소에 버스 두세 정거장 정도의 거리는 걸어 다닌다.

□ 하루 중 운동하는 시간을 정해 두고 매일 그 시간에 운동한다.

□ 운동을 못하는 날에는 30분씩 빠르게 걷기를 한다.

□ 운동할 때는 실내보다, 야외, 밤보다 낮을 이용한다.

□ 근력 운동(계단 오르내리기, 하체운동, 아령 들기, 자전거 타기 등)을 추가하고 회수와 강도를 매일 조금씩 늘린다.

□ 엘리베이터, 에스컬레이터 대신 계단을 이용한다.

□ 나만의 운동 프로그램 표 만들어서 운동 횟수와 동작을 꼼꼼히 기록한다.

거주하고 있는 아파트에 휘트니센터가 있다. 러닝머신들, 근육 운동기구, 소근육 대근육 발달 기구들, 실내 자전거 기구 등을 포함한 다양한 운동기구들이 비치되어 있어서 아파트 주민들은 마음만 먹으면 얼마든지 운동을 할 수 있는 여건이다.

몇 년 전 딸과 함께 휘트니센터에서 계획적으로 정기적으로 운동을 열심히 하였다. 딸은 '나만의 운동 프로그램 일지'를 활용하여 준비 10분, 본 운동 30분, 마무리 운동 10분으로 운동한 후 집에 오면 피드백하고 꼼꼼히 체크를 한 다음 운동 계획을 세워서 하는 것을 보았다.

대부분 사람은 생각나면 운동이라면서 몇 분 걷고 '나는 오늘 운동을 다 했어'라고 하기도 한다. 그런 운동이라도 하니 다행이지만 건강을 위한 운동은 좀 더 계획적인 운동 생활 습관이 필요하다.

2. 스트레스를 어찌할까?

어젯밤 가족 간 스트레스를 많이 받은 날이다. 잠을 자고 아침에 일어나니 목 주위가 뻐근하고 온몸이 개운하지 않다. 잠을 자기 전에 좋은 생각을 하고 잠을 청하라고 하는 말이 있는데 마음을 다스리기도 전에 잠에 빠졌으니 아침 몸 상태가 좋지 않음을 느꼈다.

스트레스 어찌할까?

스트레스의 성질은 상대적이라 한다. 심리적 스트레스의 양과 질을 받는 쪽이 기준이 된다고 한다. 또한 스트레스는 피해야 할 대상이 아니며 스트레스는 욕구가 높을수록 많이 생긴다고 한다.

스트레스는 자체가 문제가 아니라 스트레스에 대한 반응이 문제라고 하는데 반응을 지나치게 한 자신을 발견한다.

전문가들은 좋은 스트레스는(Eu stress) 보약, 나쁜 스트레스(Distress)는 독약이라고 했다. 안정된 마음은 삼성, 호르본, 사율신경은 서로 읽혀있으니 건강, 안정, 조화가 필요하다고 한다니 평안을 찾기 위해서는 심리조절을 하는 것이 중요하다.

스트레스 상황이라 느낄 때 백반 부위가 고통스러워하는 것 같고 아파하는 것 같으니 마음의 주인이 잘못하는 것 같아 백반증에 미안한 마음을 갖게된다.

웃음은 묘약이라고 하는 말을 떠올린다. 스트레스 관리 이미지 명상 방법 중에서 미소를 지으면서 신체 움직임 하는 것을 생각하면서 스트레스를 극복한다.

> "웃는 사람은
> 실제로 웃지 않는 사람보다 더 오래 산다.
> 건강은 실제로 웃음의 양에 달려 있다는 것을
> 아는 사람은 거의 없다."
> - 제임스 윌스 -

스트레스를 스트렝스로 만들기

날씨가 변덕스럽다. 어제 엑시머 레이저 진료 받으러 가는 퇴근 시간에 하늘이 뚫어진 듯 소나기가 쏟아지더니 오늘 아침 햇살이 얼굴을 내민다.

아침에 출근하면서 라디오 뉴스를 듣는데 내용인 즉, 고객의 새우튀김 환급으로 인한 50대 여성 업주님이 쓰러져 끝내 유명을 달리했다는 내용이었다. 순간, '고인의 명복을 빕니다'하고 혼자의 공간 자가용 차 안에서 조의를 표했다. 스트레스 없는 하늘나라에서 평안하시기를 소망하는 마음이었다.

코로나로 사회 자체가 스트레스 세상인데 식당업주님은 얼마나 큰 스트레스였을까? 스트레스가 결국, 깨어나 일어나지 못하고 죽음까지 이르게 된 것이 아닐까 하고 생각해본다.

'스트레스'

모든 병의 기본적인 원인이라고 의사들은 말하고 우리는 알고는 있지만 관리하기란 여간 힘든 것이 아니다.

카네기 최고경영자과정에서 공부할 때 최염순 대표 강사님의 말씀이 생각난다.

'스트레스(Stress)를 스트렝스(Strength)로 만들어라.'

　스트렝스(Strength)의 사전적 해석을 보면 힘, 강함, 강점, 능력, 강세라고 쓰여 있다. 압박을 강한 힘의 능력으로 만들라는 것이다. 이 압박은 나를 더 강한 능력을 발휘하라는 신호구나 하고 생각하면 좋겠지만 스트레스의 강도에 따라 우리 인간은 한없이 나약해지기도 한다. 나약하고 힘을 잃는다는 것은 결국 지는 것일 텐데 말이다.

*스트레스를 이겨야
스트렝스로 전환할 수 있는 것이다.*

　백반증 환우들에게 아주 나쁜 것 중에 한가지가 스트레스이다. 스트레스 관리를 위해서는 상황상황 마다 마인드컨트롤을 하고 긍정적 마음갖기 훈련이 필요하다. 자기와의 약속을 매일매일 해야 하는 것이다. 마음의 소리를 들을 수 있다면 마음의 소리를 듣고 뇌에서 긍정적 명령을 잘하게 한다면 스트렝스로 전환할 수 있을 것이다.

뇌파 진동 명상과 건강인의 정서와 호르몬

　통제그룹과 명상그룹 연구 결과에 의하면 뇌파 진동 명상은 정서지능을 높인다고 분석했다.

　호르몬은 정서에 미치는 기능을 하는데 명상을 한 그룹이 기쁨 만족의 정도가 높은 결과가 나왔다고 한다. 사람들은 마음의 평화를 찾게 하려면 명상을 찾게 된다고 한다.

　뇌파 진동 명상으로 우울감 불안감이 감소한다고 한다. 명상이 정서에 긍정적인 영향을 미친다. 환자의 명상도 효과가 있을까?

　유방암 환자 대상 연구를 한 결과 1주일에 2번 명상을 한 결과 명상으로 불안감, 피로감, 삶의 질이 유의미하게 향상되었다고 한다.

　온라인 뇌파 진동 명상도 정서에 미치는 영향을 연구한 결과에서도 병원 근로자를 대상으로 했을 때 4주 후 스트레스 감소, 정서 지능향상, 문제해결 능력 향상, 회복력의 향상 등 증가세를 보였다고 한다.

증상을 가지고 있는 환자, 외상 후 스트레스 장애 환자를 대상으로 한 온라인 명상 프로그램에 의한 증상의 유의미한 개선 결과를 가져왔다고 했다.

유전학과 후생 유전학 관점에서 내향적 외향적 유전자의 DNA 염기서열은 바꾸지 않지만, 수식이 바뀌어 유전자 발현이 조절될 수 있다고 한다. 경험 학습이 붙는 화학 염기의 형태로 저장 유전의 가능성이 있다고 한다.

뇌파 진동 명상!
마음의 평화를 위한 명상을 하라

마음근육 키우기 명상

평화는 내면에서 나옵니다. 밖에서 찾지 마세요.
- 고따마 붓다 -

명상 한번 해 보실래요?

새로운 월요일 업무가 시작된다.

스트레스 없이 수월하고 고민과 갈등이 없는 업무도 있지만 때로는 고민, 갈등, 스트레스 상황의 업무로 인해 협의하고 조정해야 할 때가 있다.

이럴 땐 스스로 자신에게 스트레스를 많이 받고 있니? 화가 났니? 하고 질문 해 볼 필요가 있다.

이럴 땐 마음을 진정하고 행복을 찾기 위한 수양법으로 명상을 시도해보는 것이 어떨까?

실제 연구에서도 명상하는 것이 정신적인 스트레스를 감소시킬 뿐만 아니라 물리적으로도 혈압, 불면증, 우울증, 불안감 감소 등의 도움을 준다는 사실이 밝혀졌다고 한다. 게다가 명상은 감기와 독감에 걸리는 빈도, 증상의 지속 기간과 심한 정도 등을 줄여줄 수도 있다고 한다.

1. 조용한 장소 찾기

물론 요즘같이 정신없는 세상에서는 조용한 장소를 찾는다는 것이 쉽지 않을 수도 있다. 하지만 아무 방해 없이 명상을 할 수 있는 조용한 장소는 스트레스 해소를 위한 명상을 시도할 때 특히 중요하게 작용한나.

---

5) https://ko.wikihow.com/

2. 편한 자세 정하기

명상은 누워서도, 걸어가면서도, 앉아서도 할 수 있다. 사실 아무 자세나 상관없다. 중요한 것은 자신에게 충분히 편안한 자세를 취해서 정신이 산만해지지 않게 하는 것이다.

3. 호흡 조절하기

모든 명상법은 의식적인 호흡의 조절이 요구된다. 심호흡을 하는 것 자체만으로도 명상 없이 몸과 마음의 긴장을 풀어줄 수 있다. 코로 숨을 들이쉬고 똑같이 내쉬어보도록 한다. 숨을 쉬는 동안 입을 편안한 상태로 닫고 있도록 하자. 호흡하면서 스스로 내는 소리를 들어보도록 한다.

4. 무언가에 집중하기

무언가에 집중하거나 아예 집중하지 않는 것은 효과적인 명상법에 있어 아주 중요한 요소이다. 중요한 점은 무언가에 집중하는 것이다.

5. 기도해 보기

기도는 다양한 종교 및 비종교적 문화권에서 사용되어온 명상의 한 종류라고 한다. 기도라는 명상법을 통해 자신의 목표, 가치관, 명상의 목적을 탐구해보도록 해도 좋을 것이다.

6. 명상하는 올바른 방법이 없다는 사실 알기

명상하는 방법은 여러 가지가 있다고 한다. 다양한 방법들을 시도하는 과정을 거치다 보면 본인과 가장 잘 맞는 즐거운 명상법을 찾아야 하면 된다고 한다.

아침에 좋은 힐링 명상은 미소 명상, 자존감 명상이 있다. 저녁 잠자기 전에 좋은 힐링 명상은 감사와 사랑 그리고 축복 나누기, 호흡하기를 통해 숨을 바라보고 느끼기 등을 들 수 있다.

스트레스 해소를 위한 호흡명상으로는 화가 났을 때는 숨을 크게 들이마시고 입으로 천천히 길게 3~5회 한다. 두려울 때는 숨을 크게 들이마시고 5초 이상 멈추었다가 길게 내쉬기를 3~5회 하면 된다.

커피 한 잔의 행복 아침

우리나라는 2019년 특히 일본으로부터 경제위기, 국내적으로 민주당 자유한국당 및 야당과의 정치 위기, 한반도 정세 불안과 세계 경제 위기를 체감하는 우울하고 슬픈 현실의 여름날이다.

장마철에 된더위까지 연일 기승을 부리는 휴가철이지만 근무해야 하는 처지라 8월 첫날 근무를 위해 업무실로 들어서는데 책상 위에 ST ○○커피 한 잔과 쿠키가 예쁘게 앉아있는 것이다. 직장동료(김○○)가 바쁜 출근임에도 불구하고 Take-out으로 정성과 마음을 배달해 준 것이다. 일상 속의 작은 행복을 느끼게 했다.

"감사합니다. 고마워요. 잘 마시겠습니다."

업무실 넓은 창가에 앉아 작은 행복을 지속시키고 싶어 장맛비가 주룩주룩 내리는 창밖을 바라보며 커피를 마신다. 이 행복한 마음이 내 몸에 있는 백반 이에게도 전해졌으면 하는 간절한 마음이다. "사랑한다. 백반아,"

백반증 부위에 검은 점 하나가 점점 영역을 넓혀가는 내 몸을 볼 때 그 또한 일종의 작은 행복이다. 행복이란 자기 자신이 찾는 것, 그 누가 갖다주는 것이 아니다. 스스로 찾아서 느끼는 것이다.

차분하게 생각하고 행동하는 여유

운전하다 보면 그 사람의 성격을 알 수 있다고 한다. 본인 역시 운전하는 사람으로서 노로 위에서 수많은 성격을 볼 수 있다.

자주 목격하는 사고 중에 덩치가 크고 전장이 길고 운전석이 높은 곳에 있는 트럭 옆에 덩치 작은 자가용과 부딪혀 보는 이로 하여금 답답함과 걱정스러움의 사고 장면이 있다. 누군가 여유가 없는 운전을 한 결과이기도

할 것이다.

특히, 막히는 도로나 길에서 먼저 가려 운전대에 힘이 실려 자동차 머리를 들이대거나 전후방 주시 부주의로 인해 사고가 나는 경우가 많다.

여유(餘裕)란 '사전적 의미를 보면 느긋하고 차분하게 생각하거나 행동하는 마음의 상태. 또는 대범하고 너그럽게 일을 처리하는 마음의 상태'라고 한다.

운전할 때 정말 여유를 가지고 운전해 본 적이 있다. 마음이 얼마나 편하고 불안감이 해결되든지. 경험해본 사람들은 그 마음 평안의 상태를 알 것이다.

특히, 백반증 환우들은 일을 하거나 사람을 만나거나 운전을 하거나 모든 일상생활 속에서 여유가 있는 생활 태도가 중요하다.

백반증 치료도 마찬가지 여유로운 마음을 가지고 치료하는 것이 필요하다. 때로는 느림의 미학을 실천하는 느리게 살아보는 것도 여유가 있는 생활이다.

백반증 카페에 들어가서 환우들의 일상들을 읽고 있으면 가슴이 먹먹하고 슬프고 주체할 수 없을 정도로 하염없이 주룩주룩 흘러내리는 눈물을 남몰래 훔쳐야 한다.

그 아픈 마음들, 그 슬픈 마음들!

그들에게 달려가 아픈 마음, 슬픈 마음, 부둥켜안고 함께 하고픈 맘이다. 그 아픔, 슬픔, 눈물의 현실이 나이기도 하기 때문이다.

어떤 환우들은 자식이 있고 남편이 있고 직장이 있어도 극단적인 선택인 '죽음'을 생각하기도 한다고 한다.

옷을 입어도 가려도 가려지지 않고 가릴 수 없는 백반증 환우들은 몸을 가리는 계절, 겨울이 빨리 오기를 기다리는 환우들도 있다.

야속하여라

찬란한 봄도 야속한 계절이고

작열하는 태양 빛 따가운 여름은

더 야속한 계절이어라

그러나

가을,

그 겨울은 덜 야속한 계절이다

인간이 살아가면서 끝없는 호흡을 하고 살아가고 있다. 호흡이라는 주제로 말하자면 수많은 주제 거리가 있다. 호흡이 끊기면 인간은 죽음이라는 세계로 직면하게 되는 것이기에 중요한 영역이다. 의학계, 종교계 등에서 호흡이란 중요한 키워드이다.

호흡이라는 어원은 독일어 '숨'을 뜻하는 아트멘 (atmen)은 고대산스크리트어 '아트만 atman'에서 왔다고 한다. 프리드리히 니체는 최고의 행복을 구성하는 것으로 더할 나위 없이 작은 것이라고 했는데 호흡할 때 작은 숨결을 느낄 때 살아있음을 느낀다, 아픔이 있는 사람들은 진정한 호흡이 참 중요한 것이다.

독일 출신의 에크하르트 톨레는 달라이 라마, 틱낫한과 함께 21세기를 대표하는 영적 교사라고 한다.

에크하르트 톨레의 저서《삶으로 다시 떠오르기》에 호흡에 관한 이야기가 있다.

> 생각의 흐름을 따라 틈을 이용해 내적 공간을 만들어라.
>
> 자신의 호흡을 자각하는 것은 생각으로부터 관심을 돌려 내적 공간을 만들어 준다. 그것이 의식을 탄생시키는 한 방법이다.
>
> 자신의 호흡을 의식해 보라. 호흡의 감촉에 주목하라. 공기가 움직이면서 몸 안으로 들어오고 나가는 것을 느껴보라. 들숨과 날숨과 더불어 가슴과 배가 조금 팽창했다가 수축하는 것을 느낄 수 있다. 이것은 당신의 삶에 내적 공간을 만드는 훌륭한 방법이다.

아침 독서 모임 도전에서 모임 시작 전에 리더님은 꼭 음양 호흡을 시킨다. 에밀 쿠에의《자기암시》에 나오는'나는 날마다 모든 면에서 점점 더 좋아지고 있다'를 소리를 내거나 마음속으로 하라고 한다.

2008년 우리나라 사람들을 대상으로 진행한 세미나에서 마음의 평화와 행복을 위한 이하레아카라 휴렌 박사의 호오포노포노가 소개되었다고 한다.

호오포노포노 명상법은 '미안합니다. 용서하세요, 감사합니다. 사랑합니다.'말하면서 하는 방법이다. 이 말을 호흡을 하면서 한다.

음양 조화에서 말하기를 들이쉼은 교감신경이 활성화되고 내쉴 때 숨은 부교감 신경이 활성화 된다고 한다.

음양의 에너지가 있다고 하는 호흡, 진정한 호흡하는 방법을 몰랐는데 방법과 실천을 통하여 호흡이 얼마나 중요한지 알아간다.

호흡 또한 마음이 아픈 사람 몸이 아픈 사람들에게는 필요한 것이다. 호흡을 제대로 하기만 하여도 정신적 안정과 육체적 건강에 도움이 된다.

진정한 호흡은
당신의 삶에 내적 공간을
만드는 훌륭한 방법이다.

웃음은 만병통치약

웃음은 어떤 핵무기보다도 강하다.
- 오쇼 라즈니쉬 -

누구보다도 나는 많이 웃어야 하는 사람이다. 왜냐고요? 웃음은 만병통치약이라고 하니 말이다. 백반증이 내 몸에 온 이후 완전 다른 삶을 살자고 약속하였고, 긍정적인 삶을 살자고 다짐하며 노력하고 있다.

좀 더 즐거운 삶을 영위하기 위하여 레크레이션 자격증, 웃음치료사 자격증에 도전했다. 레크레이션이든 웃음이든 우리 인간에게 행복 호르몬과 행복 바이러스를 충족시켜주기에 즐거운 인생을 보낼 수 있다고 생각한다. 웃음치료사 공부 중 혼자서 얼마나 웃었는지 배꼽이 아프고 얼굴이 아플 정도로 웃었던 기억이 난다.

웃음 자격증 공부할 때 배운 웃음의 종류는 12가지가 있다고 한다.

첫 번째 미소(媚笑)이다.

미소는 소리 없이 빙긋이 웃는 모습을 미소라고 한다. 가장 편안한 웃음으로 세계공통어라고 한다.

두 번째 목소(目笑)이다.

목소는 웃을 때 눈으로 웃어서 눈웃음을 짓는 것을 말한다. 눈웃음은 진정성을 느낄 수 있는 웃음이다.

세 번째 비소(鼻笑)이다.

코에서 뿜어 나오는 코웃음을 비소라고 한다. 비소는 조심해서 웃어야 하는 웃음이다. 코로 웃는 웃음이기 때문이다.

네 번째 담소(談笑)이다.

담소는 이야기하면서 자연스럽게 나오는 웃음을 말한다. 보통 많은 사람이 담소를 나눈다.

다섯 번째 박장대소(拍掌大笑)이다.

박장대소는 손뼉을 치며 크게 소리를 내며 웃는 것으로 가장 웃음의 농도가 강한 웃음이다. 얼굴의 모든 근육을 활용한 웃음이다 보니 표정 관리가 잘 안되는 웃음이다.

여섯 번째 폭소(爆笑)이다.

폭소는 갑자기 터져 나오는 웃음으로 박장대소 웃음처럼 갑자기 웃은 웃음이기에 표정 관리가 힘든 웃음이다.

일곱 번째 홍소(哄笑)이다.

홍소는 입을 크게 벌리고 웃는 웃음이다. 소리가 나는 웃음을 표현할 때 '홍소를 터트리다"라고 하기도 한다.

여덟 번째 희소(喜笑)이다.

희소는 기쁜 마음에 저절로 나오는 웃음이다. 미소보다는 조금 더 진한 웃음이다.

아홉 번째 고소(苦笑)이다.

쓴웃음을 고소라고 한다. 어이없거나 마지못해 나오는 웃음이다.

열 번째 조소(嘲笑)이다.

비웃는 웃음을 조소라고 한다. 상대방을 깔보거나 빈정거리는 의도가 있다.

열한 번째 냉소(冷笑)이다.

쌀쌀맞은 웃음으로 매몰찬 어조의 웃음이다. 분위기를 냉랭하게 만든다.

열두 번째 가소(假笑)이다.

가소는 거짓 웃음으로 주로 입을 움직여 표현하는 웃음으로 눈웃음과 달리 진성이 의심되는 웃음이다.

웃음의 종류는 많지만, 상대방을 기분이 좋게 하는 웃음은 효과가 크다. 웃음의 효과는 인간의 유기체 즉 신체의 여러분에서 기능을 한다. 뇌에서 엔도르핀 분비를 촉진하고 기억력을 강화하며 긴장감을 해소하게 한다.

심장에서는 스트레스 호르몬을 억제하고 혈압이나 혈당을 정상치로 유지하고 혈액순환을 개선한다. 폐에서는 산소공급을 확대하고 스트레스 호르몬인 코르티솔 호르몬 분비를 억제한다고 한다. 허리통증이 있는 사람에게는 허리통증을 제거한다.

위나 간, 대장영역에서 질병의 저항력을 강화하고 각종 소화기암을 예방하며 내장을 마사지하고 신선한 산소공급을 한다. 혈액 면에서는 콜레스테롤을 감소하게 하고, NK세포를 활성화하고 면역기능을 강화하며 당뇨병 등 질병 치료에 도움이 된다고 한다.

서평단에 참석했을 때 도서 2권이 도착한 한 권이 정경미 지음의《염병할 년, 그래도 사랑합니다.》책을 받고 읽었다. 이 책의 주요 내용은 눈물로 써 내려간 10년간의 치매 엄마들 간병기가 주제이다. 저자의 부부는 치매 극복프로젝트를 적용한 것 중 웃음 치료 부분에'15초 웃기부터 시작한 웃음 치료도 이제는 2분까지도 할 수 있게 되고 억지웃음에서 진심으로 웃는 단계까지 올라왔다.' 내용이 있다.

치매인 부모님께 극복프로젝트로 웃게 하는 열정을 보이는 저자는 프로젝트 결과 '어머니는 실제도 2년 전의 상태로 되돌아가신 것이었다'라고 썼다. 웃음의 효과는 치매도 좋아지게 만드는 사례를 볼 수 있다.

학교 근무할 때 억지웃음을 가르쳐주신 교장 선생님이 생각난다. 직원들 앞에서 표정을 밝게 하시더니 큰 소리로 한바탕 웃으셨던 그 모습이 아직도 생생하다. 젊고 건강하였을 때니 웃음의 효과를 실감하지 못하였던 시절이었다. 돌이켜 보니 즐겁게 살고, 건강하게 사는 방법 중 '웃음'을 가르쳐주신 분이다.

한국 데일 카네기 성공전략연구소 대표 최염순 박사도 늘 만날 때마다 강의할 때마다 처음 시키는 것이 "옆에 사람과 마주 보시고 씩 한번 웃어 보지죠?"라고 하고 사람을 만났을 때는 항상 웃음으로 인사하던 모습도 인간의 삶 속에서 생활 속에서 사람들과의 만남 속에서 필요한 '웃음'을 실천하니 경이롭다.

웃자, 웃자, 웃자,
웃는 사람에게는 복이 온다.

명상은

가장

좋은 생명력이

내 안에

들어오는 것

몸

마음

그리고

정신을

사랑해 보자

제 6 장

유영하는 아름다운 나

미운사람 떡 하나 더 주자

청춘에는 나이가 없다.
- 파블로 피카소 -

슬픈 생일 이야기

나이가 많이 들면 자기 나이랑 생일날도 잊고 산다고 한 말이 생각난다. 오늘날 100세 시대에 많은 나이도 아닌데 자신의 생일날도 잊고 있었던 날이다.

지인과 저녁 약속이 있어서 퇴근하고 잠실에서 식사하는 중 '카톡' 소리가 나서 카톡을 열어보니 대구에 사는 언니로부터 "오늘 네 생일이네! 미역국은 끓여 먹었나? 건강하게 지내렴." 읽는 순간 가슴 깊은 곳으로부터 울컥 솟아오르는 뜨거운 기운이 느껴졌다. 멀리서 살고 있는 언니는 자기 몸 관리도 힘들고 병상에 누워있는 아들 뒷바라지에 곤할 텐데 동생 생일날 기억해 준 것이 참 감격스런 일이다. 각자 자기 생활에 바쁜 가족들도 생일을 잊고 살아 갈 수도 있는 일이다.

한편 아쉽고 슬프고 서운한 일이 되었다. 늦은 시간 얼마나 서운하고 화가 나던지 한참 동안 마음을 다독거렸다.'괜찮아 식구들이 바쁘니까 그럴 수 있지. 화내지도 마! 서운하지도 마.' 백반이 피부에 미안하니까 나를 달랜 생일날 밤이었다.

일 때문에 늦게 온 남편은 생일날 12시가 지나기 전 그 늦은 밤에 쌀을 씻고 미역을 불리고 금일봉 봉투 선물을 전해준다. 서러움과 아쉬움 화가 눈이 녹듯이 스르르 녹아내린다.

베트남의 승려이자, 시인, 평화운동가인 틱낫한 스님이 쓴 《화(anger)》책에서 읽었던 글이 생각난다.

내가 화가 났다는 사실을 알리면 된다는 것이지 그것으로 인해 화가 난 마음을 그대로 표현해서는 안 된다는 말이 있었다. 공감이 가는 말이다. 이 책에서는 '화'를 '아기'로 표현했다. 화난 마음을 마치 아기를 돌보듯이 돌봐야 한다는 것이다. 호흡을 통해서 화를 돌보는 것이다. 그렇게 함으로써 마음의 평정을 찾고 화를 다스릴 수 있다고 하였다.

그래, 자신을 아기처럼 달랬으니 참 잘한 일이구나.

/ 가장 큰 나무를 사랑합니다

내가 만든 작은 울타리
다섯 그루의 나무 중
가장 큰 나무를 사랑합니다

밀려오는 삶의 거센 파도에 지쳐
어대론가 부유해 가는
가장 큰 나무를 사랑합니다

쨱깍이는 시곗바늘에
단잠을 설치며
내일을 채비하는
가장 큰 나무를 사랑합니다

한여름 뜨거운 태양 아래
사막의 목마른 낙타가
오아시스 찾듯
시원한 물을 찾는
가장 큰 나무를 사랑합니다

새벽의 오뚜기
울타리를 살며시 열고
일터를 향해 떠나가야 하는
가장 큰 나무를 사랑합니다

이웃 사랑 실천

세상이 당신을 위해 하는 것보다
세상을 위해 더 많은 것을 하는 것이 성공이다.
- 헨리 포드 -

나누는 마음으로

직장동료가 지인이 농사짓는 단호박을 판다고 메시지를 보냈다. 직장동료가 농부의 마음을 아시는 분이구나! 농심의 고민을 들어주는 저 마음 기특한 직장동료다. 단호박 10개짜리 우리 집식구들이 먹기에는 좀 많은 듯했지만 선뜻 주문하고 자동이체를 했다.

며칠 전 아파트 이웃사촌이 블루베리를 주문하라고 하니 덜컥 10만 원어치를 주문했다. 며칠 되지 않아 단호박과 블루베리가 택배로 왔다. 졸지에 나는 단호박과 블루베리 부자가 되었다. 나누어 먹자고 생각해보니 직장동료 그리고 동네 지인 나누어 줄 사람이 많았다. 농사해서 나누어 주는 마음은 더 뿌듯하겠지만 내 돈 주고 샀지만 나누어 먹는다고 생각해도 뿌듯했다.

아끼고 아끼다 똥 된다는 말이 있다.
많으면 나누어 먹는 것도
기쁨이요, 평안함이다.

월요병이라는 말을 할 정도로 월요일 퇴근은 곤한 몸이 파김치가 된다. 그러나 지인 중에 아름다운 피아니스트가 있어 행복하다.

오늘따라 직장에서 회의도 많고 사람들과의 관계 속에서 스트레스가 많은 날이라 퇴근길 몸은 천근만근이요 정신은 혼미한 상태라 옷을 집에 퇴근하자마자 옷도 입은 채로 그냥 쓰러진다.

비발디 바이올린 협주곡 [사계] 중에서 여름 3악장을 배달해 준 아름다운 클라라 피아니스트의 음악 그리고 해석까지 있으니 감사하다.

피아니스트인 클라라의 카톡 글

오늘은 바로크음악 시대 1600~1750년경 이탈리아의 비발디에게로 가보자, 이탈리아는 지중해성기후로 계절의 변화가 우리나라와 매우 비슷한 것 같다. 비발디는 각 계절의 특징을 음악적 영감으로 잘 표현하였다.

계절마다 3개의 악장으로 빠르고-느리고-빠르고의 속도로 작곡되어 있는데 현재까지 가장 사랑받는 바이올린 협주곡 중 하나이고 '여름' 중 3악장 presto(매우 빠르게)는 가장 많이 연주되는 곡이다.

이 여름 3악장에서는 하늘에서 천둥 번개 우박이 내려 여름내 잘 자란 곡식과 과실들을 쓸어버린다는 설명(소네트)이 되어있다.

여름의 끝자락인 동시에 가을의 문턱이라는 9월이다. 지난 8월 질풍노도의 여름이 생각나서 오늘은 '안네 소피 무터'의 연주고 사계 중 3악장 여름을 띄워본다. 부티의 역동적이고 힘찬 연주가 천둥과 번개의 요란함보다는 일주일 동안 버틸 수 있는 에너지를 힘있게 궁금해하는 듯해서 무척 맘에 든다.

독주자인 무터를 중심으로 앙상블을 이루는 "무터 비르투오스" 단원들의 눈빛에서도 느껴지는 강인한 카리스마가 나를 긴장하게 하고 과감한 도전을 꿈꾸게도 한다. 활의 거침없는 기술이 이 얼마나 멋진가?

연주자의 몸 안에 함축된 강렬한 힘이 bow와 string의 마찰로 우리에게 열정을 전달할 수 있는 악기와 음악의 힘은 거룩하다.

일단 숨을 멈추고 눈에 힘을 팍 주고 몸을 앞으로 세워 긴장하여 나도 연주가인 듯 들어보라.

철학자 쇼펜하우어는 '음악은 의지의 직접적인 표현이다'라고 하지 않았는가? 여러분야 가운데 의지의 고통을 초월하게 하는 예술의 힘이 가장 뚜렷한 것이 음악이라고 하였듯이 음악을 통해 감정이 정화되는 것임에 공감을 한다. 철학자 아리스토텔레스가 말하는 카타르시스와도 일맥상통하는 의미이다.

빨대로 흡입되는 음료수처럼 음악을 선물하는 지인도 음악을 감상하는 사람도 엔도르핀의 영향으로 행복하다.

> 상대방의 장점에 박수를 보내는 마음은
> 박수 보내는 이의 세포들이 행복감을 느낀다.

엑시머 만나는 날

피부과를 꾸준히 다니면서 치료받아야 차도를 느끼는 것이다. 그러나 자꾸자꾸 뜸하게 피부과에 가게 된다. 오늘이 7일째다. 그래도 검은 점 하나 반겨 맞이할까 싶어 무거운 발걸음을 재촉한다.

몇 년간 가성카탈라제 연고를 택배로 정성껏 보내주시는 바르미님을 고맙게 생각하면 발걸음이 가볍다.

벌써 바닥을 드러낸 가성카탈라제 노란 연고 통이다. 다시 하얀 연고를 채워 보내주십사 카카오톡으로 인사드린다.

바르미님 ! 감사합니다.

어젯밤 별 하나 초승달 하나 높은 하늘 위에 떠 있길래 요리조리 가까이 만나려 카메라 셔터를 눌렀지만, 작품하나 만들지 못한 아쉬움이 남았는데 인스타그램 인친 중 제주도에 계시는 분이 사진을 올리셨다.

순간, 지구는 하나, 그곳이 어디일지라도

별 하나 초승달 하나는 변함없이 그 하늘에서 빛나고 있었다는 것을

변함없는 별과 달 사랑스럽고 너에게서 배웠다.'변함없는 사랑을'아침에 눈을 뜨고 보니 다시 눈을 감아 볼 찰나가 생겼다. 잠시만이라도 몸과 마음의 안식처를 찾아서 나만의 의식을 만난다.

우리는 일함으로 생계를 유지하지만
나눔으로 인생을 만들어 간다.

/ 가끔 눈을 감으면

가끔 눈을 감으면
내 몸은
온기 가득 품은
바닷가에 앉아있다

다시 눈을 감으니
어느새
내 마음도
쫄래쫄래 따라와
포근한 방석 닮은
바다 위에 누워있네!

눈을 감으면
반짝이는 모래알 밤 별 되어
어두운 길 배웅한다

가끔 눈을 감으면
바다!
그 바다 어디인지 몰라도
몸과 마음의 안식처가 된다

다도 찻잔의 향기가 주는 배움

행복은 습관이다, 그것을 몸에 지니라.

- 허버드 -

다도 찻잔이 준 배움

승진 축하를 위해 학교 교장실에 3월부터 4월까지 축하의 손님들이 방문을 한다. 얌전하게 앉아있는 다기들을 꺼내어 황차를 넣에 따듯한 물을 부어 차를 우려낸다. 소꿉장난 하듯 하지만 하얀 작은 찻잔에 연갈색 황차를 따르고 있으면 이 또한 작은 행복이라는 것을 느낀다.

예로부터 차는 신성한 음료로 취급되어 왔다고 한다. 인격의 완성수단으로 차가 쓰일 때 그 행위를 다례라 한다고 한다. 다례의 목적은 몸을 바르게 함에 있다고 한다. 차 한잔 마시는 일이 보다 고원한 자기 욕구의 충족과 위안으로 다가올 때 차의 향기는 단순한 차 이상이 된다.

다관은 거짓말을 하지 않았다. 다관을 들고 차를 따르는 사람의 마음을 대접받는 사람은 이내 알아차리게 한다. 다관을 들고 차를 따르는 사람의 마음이 평안한지 불안한지를 조금만 급하게 따를 따르게 되면 우러난 차가 밖으로 흘러내린다.

느림의 미학
인내
정중동
중정
중용
정신수행

일정함의 줄기 다관에 물줄기는 고매한 품성을 지니고 있다. 다도를 하기 위한 일련의 법칙인 행다처럼 매일매일 살아가는 우리는 다도하듯 생활하는 것도 필요하다.

차 한잔 마시는 일이
보다 고원한 자기 욕구의
충족과 위안으로 다가올 때
차의 향기는 단순한 차 이상이 된다.

/ 가을햇살

어여뻐라
가을 햇살이
머리를 풀어 헤치고
가을 햇살을 따라
어대론가 떠나고픈 날이어라

카톡! 카톡!
지인의 카톡 소리는
햇살 따라 바람따라 가잔다
광릉수목원 짙어진 녹음을 바라보며
봉선사를 지나 포천입구
한적 한 카페에 마음을 놓아본다

커피주인님의
예술감각이 키페 안
구석구석 묻어나오는 예술향기
요런저런 도자기 작품들
수경재배 식물들
아기자기 소품들
알록달록 손재주 듬뿍 찻잔들

커피숍 맞은편 옹기집
한아름 노오란 국화 화분이
가을 햇살에
함박웃음 짓고 있노라

가을 나무에서 바람에 날리는 나뭇잎마다
나에게 더 없는 행복을 속삭여준다

- 에밀리 브론테 -

코로나19 혼란한 세상

건강한 몸은 영혼의 객실이고 아픈 몸은 감옥이다.

- 프랜시스 베이컨 -

코로나19 바이러스의 세상

코로나19로 대한민국은 추석 방역을 강조한다.

코로나19로부터 안전한 학교를 위해, 학생, 교직원 모두 이번 추석 연휴 기간 중 지켜야 할 수칙입니다.

• 고향·친지 방문 및 여행 자제
• 안부는 전화로, 성묘는 온라인으로
• 실내외 마스크 반드시 쓰기, 손을 씻기, 거리두기 실천 등 기본 방역 수칙을 반드시 준수하여 주시기를 바랍니다.
• 이번 추석은 나와 우리 가족, 친구와 학교의 안전을 위해 집에서 머물며 만남보다는 통화로 안부를 전해주시기를 바랍니다.

대한민국을 비롯한 전 세계를 위협하고 있는 코로나19 전염병
중국에서 한국에 2020년 1월 20일 첫 확진자가 발생한 이후 〈감염병 위기 경보 단계 '심각'〉로 격상

국내 발생 현황 (2020.5.3. 0시 기준)

[확진]   10,793명 (▲13명)
[격리 중]   1,360명 (▼47명)
[격리 해제] 9,123명 (▲51명)
[사망]   250명 (▲0명)

국외 발생 현황 (5.3. 9시 기준)

[확진]   3,363,885명 (사망 242,293)
[미국]   1,130,115명 (사망 66,224)
[스페인]   216,582명 (사망 25,100)
[이탈리아] 209,328명 (사망 28,710)
[영국]   182,260명 (사망 28,131)
[독일]   164,967명 (사망 6,812)
[프랑스]   130,979명 (사망 24,760)
[터키]   124,375명 (사망 3,336)
[이란]   96,448명 (사망 6,156)
[중국]   82,877명 (사망 4,633)
[일본]   14,839명 (사망 492)

자료 : 중앙방역대책본부
*국내 집계는 지자체와 다를 수 있음
*국외 집계는 외신과 다를 수 있음
*스페인 : 4.26부터 확진자 집계방식 변경
*프랑스 : 4.28 수치 오류 정정 발표

마스크를 잘 착용하는 것이 살 수 있는 시대이다.

/ 엄마 마음

대한민국 모든 사람의
필수 착용품 마스크 끼고
눈과 머리만 노출하고선
등교하는 아이들

아침의 풍경
얼굴에서 묻어나오는
피곤함, 힘없이 터벅터벅
작은 쪽 교문을 들어선다

행여 우리 아이 교실로 안 가고
다른 곳으로 갈까 봐.

교문 밖 엄마는
교문 안으로 들어가
손짓 한번 하고 앞만 보고 가는
자녀의 뒷모습을
'찰칵'핸드폰 속에 남긴다

자녀를 보고 싶은
엄마의 마음
아이는 말없이
조용히 교실을 향하여
현관 앞 손 소독을 하고
열 화상기 앞에서
멈칫 체온을 확인하고
교실을 찾아 들어가는 아침

교문 밖 엄마는
자녀가 보이지 않는데도
그 자리에 그냥
학교 안만 뚫어져라 쳐다보면서
아침 교문 앞 엄마 망부석이 된다

부지런한 뇌

피부과에서 엑시머 레이저 470 파워로 진료 후 저녁에 아주 빨갛게 반응을 한다. 이럴 땐 겁이난다.

2019년 5월 출장 중 지방에 있는 피부과에서 레이저를 받다가 물집이 생겨 1도 화상으로 고생하고 아직 그 부위는 하얗게 반응이 늦어서 속상한데 빨갛게 반응하면 걱정이 된다. 스스로 주문을 건다.'괜찮아 괜찮을 거야, 며칠 있으면 가라앉을 거야'마음 근육을 기르기 위해 자신을 사랑하는 마음으로 위로한다.

코로나19 상황은 집단지역감염으로 잦아들지 않는 상황 벌써 7월이 다가오는데 서늘해지는 가을 겨울이 벌써 걱정이 된다. 시간이 흘러가는 대로 상황이 전개되는 대로 대처할 수밖에 없지만, 모두가 힘들어하는 현실이다.

장맛비 시작을 알리는
가랑비 부슬부슬 아침
포은 정몽주의 단심가가 생각난다
이 몸이 죽고 죽어
일백 번 고쳐 죽어
백골이 티끌과 흙이 되어
넋이라도 있고 없고
임 향한 일편단심이야
가실 줄이 있으랴

행복은 성취의 기쁨과 창조적 노력이 주는 쾌감 속에 있다.
- 프랭클린 루스벨트 -

코로나19의 제2 유행인 듯 혼란 속

2020년 8월 15일 광복절 시작으로 8월 17일 임시공휴일로 지정 긴 연휴가 시작되는 대한민국은 장마와 호우로 재난지역이 늘어나고 장마 끝 찾아온 찜통 여름 더위 속에 코로나19의 제2대 유행이라고 말하는 지역감염이 교회를 비롯한 이곳저곳으로 퍼지고 통계상 하루 세 자릿수를 오르락내리락하는 정국이다. 학교도 마찬가지 3/1 등교가 지속이 되고 있다.

백반증이지만 혼란함 속에 자신의 평안을 찾고 치료해야 하는 현실이다. 지난주 금요일 엑시머 레이저 480을 받았는데 반응이 없었다. 왜 그럴까? 참 궁금했다. 5일 만에 피부과 전문의에게 지난번 반응이 없다고 질문을 했더니 미소만 짓는다.

2년 6개월째 피부과를 다니고 있는데 엑시머 레이저 치료 후 반응은 각양각색이었다. 그런데 치료 후 저녁쯤에 빨갛게 반응이 여러 군데 보인다. 의사가 엑시머 레이저 강도 설정과 레이저 빛을 쏘는 시간에 따라 반응이 다른 것이 아닐까 추측해본다.

어쨌든 빨갛게 반응이 나타나는 현상은 멜라닌 반응을 빠르게 생성시키는 것이다. 화상은 절대 입지 않도록 강도를 조절해야 한다는 것은 경험을 통해 알았다.

소중한 가족

모든 행복한 가족들은 서로서로 닮은 데가 많다.
한편 불행한 가족은 그 자신의 별난 방법으로 불행하다.
- 톨스토이 -

가을 귀뚜라미와 실랑이 하는 남자

어느 해 보다 고온과 불볕더위 경신치를 기록한다. 게다가 마스크의 온기까지 대한민국의 국민 모두는 힘겨운 세상이다. 가을에 접어든다는 입추도 선선한 가을 기운이 자리 잡는다는 처서도 지난 날이지만 친해졌던 된더위와 뜨거운 기운이 뒷걸음질하는 계절이 오고 말았으니 조금은 서운함이 앞선다.

집 안 가까이 어디에선가에서 귀뚜라미 소리가 울려 퍼진다. 살금살금 거실 이곳저곳 화분이 놓여 있는 자리를 탐색해보니 귀뚜라미는 소리를 멈추고 사람을 경계한다. 다시 안방에 들어가니 또 '귀뚤귀뚤','귀뚤귀뚤' 울어댄다. 다시 살금살금 화분 근처로 가니 줄기식물 옆에 붙어서 소리 없이 긴장하고 있는 귀뚜라미를 발견한다.

거실에 찾아온 귀뚜라미 손등에 업고 '귀뚤귀뚤' 마음껏 소리내며 가을의 전령사 역할을 하여야지 하는 맘으로 집 밖으로 보내주자는 내 생각에 남편은 귀뚜라미와 실랑이를 벌인다. 터질세라! 죽일세라! 고이고이 두 손에 귀뚜라미를 모시고'넓은 풀숲에서 자유롭게 울어대라'하고 창밖으로 보내준다.

작은 미물을 향한 자유세상으로
귀뚜라미 사랑 마음 감사하다.

144

/ 귀뚜라미와 실랑이하는 남자

땅에서는
귀뚜라미 등에
업혀 오고
하늘에서는
뭉게구름이
타고 온다는
처서도 지난 어느 날 저녁
가을의 전령사
귀뚜라미 한 마리
여리여리 몸짓으로
귀뚤귀뚤 울어 지치어
귀 뜰 소리 거실 가득
주인공이 되었으니
더 넓은 곳에서
가을 전령 역할 하라고
숲속으로 돌려보내 주려고
실랑이를 벌이는 남편
덩치 큰 남자가
어린아이 되어
손톱만 한 귀뚜라미를
손안에 업으려 실랑이한다
손밖으로 손안으로
이리저리 빠져나가는
귀뚜라미
그 모습이 어찌나 재밌던지
바라보고 있는 여자는
하하하 호호호 히히히
웃어대노라

/ 나도 울 엄마가 생각난다.

시집을 읽고 있는데
시인이 말했다
'우리 엄마는 곤경에 처한 사람을 보면
그냥 지나치지 못하는 성격이에요'
라고 썼다
나도 울 엄마가 생각난다

옛날 옛적이 되어버린 70년대
내 어릴 적 초등학교 때
우리 엄마는 철 대문 앞
이름도 성도 모르는 낯선 사람
떠돌이 거지가 왔다 갔다 하면

따뜻한 김칫국에 듬뿍 밥을 말아
숟가락을 얹고
부엌에서 대문까지 걸어가
문 앞 찾아온 거지 사람에게
맛있게 먹으라고
갖다주셨던 울 엄마

이제는
보청기를 빌어도
귀가 잘 들리지 않는다는
구순이 넘은 노인이 된

나도 울 엄마가 생각난다

/ 살다 보면

사람들은 시간은
참 빠르다고 한다

나이가 들면 나이만큼
세월이 빠르다고 한다

살다 보면
좋은 일은 잠시이다
마음먹은 대로
되지 않을 때도 많고
뜻하지 않은 궂은일이
생길 때도 있고

때로는
가족·친지 중 극한 상황에
직면할 때도 있으니

살다보면, 좋은 일보다
나쁜 일은 잊히기
쉽지 않더라도

우리는
서로 웃음으로
진정으로 위로하고
위로받으며

사랑하는 마음
감사하는 마음으로
부대끼며 살아야 한다

새로운 한 주가 시작되는 날, 지난 18일 대학 수능도 끝나고 코로나 확진자는 3천여 명에 육박하고 있는 월요일이다.

TV 방송 미스터트롯에 이어 2021년에는 '국민가수'라는 경연이 방송되고 있다. 1:1 미션에서 박창근이라는 출연 가수가 부른 '미련'을 들으면서 자신도 모르게 눈물을 흘리면서 가슴속에 미련이 남아있었던 두 사람이 생각났다. 1992년에 발표한 장현가수의 노래 미련의 가사를 적어본다.

> 내 마음이 가는 그곳에
> 너무나도 그리운 사람
> 갈 수 없는 먼 곳이기에
> 그리움만 더하는 사람
> 코스모스 길을 따라서
> 끝이 없이 생각할 때
> 보고 싶어져 가고 싶어서
> 슬퍼지는 내 마음이여
> 미련 없이 잊으려 해도
> 너무나도 그리운 사람
> 가을하늘 드높은 곳에
> 내 사연을 전해볼까나
> 기약한 날 우린 없는데
> 지나간 날 그리워하네!
> 먼 훗날에 돌아온다면
> 변함없이 다정하리라

두 사람 중 한 사람은 나의 막냇동생이다.

벌써 7년이라는 세월이 흘렀다. 하루 한 끼 식사 한번 챙겨주지 못했기에 가슴속에 남아있는 막내이다. 맛있는 밥과 반찬 제대로 먹지 못하고 일과 술이라는 것에 정신과 육체를 맥없이 빼앗기다가 병원의 싸늘한 병실에서 산소마스크의 도움에도 견디지 못하고 하늘나라로 떠난 동생이 얄밉기도 하다.

그리고 또 한 사람

가정을 갖고서도 남편과 토끼처럼 여우처럼 어여쁜 아들과 딸이 있음에도 외로움과 공황장애 우울증에 시달리다 극단적인 선택을 하여 생을 마감하고 먼저 세상을 하직한 후배가 있다.

한 끼 식사 제대로 챙겨주지 못했기에 우울하다고 할 때 큰 귀 열고 가슴으로 아픈 이야기를 들어주지 못했기에 두 사람에 대해 아쉬움은 미련으로 불쑥불쑥 찾아온다.

가족은 소중한 사람들이다.

한 지붕 아래에서 가족들과는 먹는 것 잘 먹어야 한다. 집 나가 생활하는 아들, 딸에게도 문자 메시지로 걱정해주는 첫 번째가 '잘 챙겨 먹고 따뜻하게 보내라'하고 보내는 것도 중요하다. 먹는 것은 손수 시장이나 마트를 가서 음식 재료를 선별하고 번거롭고 귀찮고 솜씨도 없지만, 사랑과 정성을 다하여 음식을 만들어 먹으려는 따뜻한 마음을 실천한다.

상대방이 힘들어하고 어려워하는 관계의 사람들에게는 귀를 크게 열고 마음의 문을 활짝 열고 들어주는 배려를 실천하려고 노력하는 생활을 한다. 잘 먹고 잘 먹게 해주는 것, 잘 들어주는 것을 더 실천하려고 한다.

'건배여' (건강하게 사는 것, 배려하면서 사는 것, 여유를 가지고 사는 것) 의 생활철학을 실천함으로 삶의 존재 이유에 또 다른 가치를 부여하는 것이다.

아, 그리운 사람들이여, 그리고 보고 싶은 사람이다. 그립다. 그리고 보고 싶다.

건강하게 살고,
배려하면서 살고,
여유를 가지고 살아보자

마음의 쉼터 4

2021.12.6. 백반증 환우회 나만의 일기 탑재 글

환우님들이시여!

'설상가상'이란 속담을 실제 경험해 보신 적이 있지요?

피부과에 가려고 가성카탈라제를 바르고 출발하려고 하는 순간, 무겁게 들리는 집 현관 문소리가 들린다. 남편은 발을 크게 다쳐 피를 철철 흘리며 절뚝절뚝 엉금엉금 기어서 거실 쪽으로 들어옵니다.

응급 병원을 가서 입원하니 하반신 마취로 찢긴 상처를 꿰매고 철심을 심어야 하는 수술과 재활까지 해야 한다고 하는 의사의 말은 무섭게 느껴졌습니다.

아, 세상에 이럴 수가!

이런 상황이 설상가상이란 속담에 딱 맞는 나의 현실이었습니다.

나에게는 어떤 형태로든 위로가 필요했습니다. 한 마디 위로의 말이 사람의 인생을 바꿀 수 있다. 언어의 능력 중에 놀라운 능력 중 하나가 바로 위로의 능력이라고 합니다. 남을 위로해 주는 위로자가 되면 얻는 더 큰 행복이 있다. 그것은 자신이 위로받게 된다는 것이기 때문입니다.

사람들은 어려운 일을 당할 때 이렇게 말하지요.

'이 또한 지나가리'라고 말하기도 하는데 '그 또한 다가오리라' 라로 바꾸어 자신을 위로하면서 위대한 지혜를 발휘할 수 있는 마음을 가질 수 있다면 평안을 찾을 것으로 생각합니다.

'내가 겪은 일이 나만 겪는 일이 아니구나'라고 독백하면서 아픔과 슬픔의 깊이가 얕아지게 다독거려 봅니다.

긍정 확언의 희망의 말로 주먹을 불끈 쥐고 힘을 내 봅니다.

20대 대학생 때 입대 후 군대에서 잘못되어 말도 잘 못 하고 스스로 움직이지도 못하며 먹는 것 입는 것도 누군가의 도움이 필요한 아들을 둔 엄마가 있습니다.

10여 년의 세월이 지났지만, 아직도 한편 남짓 병원 병실 침대에서 생활하는 조카를 둔 내 언니입니다. 나보다 더 힘들게 사는 사랑하는 나의 언니를 생각하면서 힘을 얻습니다.

이 또한 지나갈 것이고 그 또한 다가올 것이다.

/ 하늘나라에 먼저 간 두 남자

5월을 슬며시 밀어내고
6월이 다가오려 한다
현충일을 품고 있는 6월
현충일이 다가오면
하늘나라에 먼저 간
두 남자가 너무나도 그립습니다

사랑하는 내 가족
가장 나이가 많은 나의 아버지와
가장 나이가 적은 나의 막내둥이 동생
늙음에 못 이겨 하늘나라에 먼저 가신 아버지
아픔에 못 이겨 아버지 따라
하늘나라에 간 막내둥이
그리움에 지쳐 목 놓아 흐느낍니다
그리움의 흐느낌은
느닷없이 찾아오는 지진의 진동처럼
작은 육체와 시린 마음 사정없이 휘몰아칩니다
때론 아무도 없는 공간에서
그리워 울고 또 울고 울어 지치기도 합니다

그곳, 그 먼 곳 하늘나라에서
아버지와 아들 마주 앉아
술 한 잔 앞에 두고
살아생전 이야기를 안주로 삼아
아버지 아들 손을 맞잡고
어깨동무하여 등을 툭툭 치며
막내야,
이 먼 곳까지 네가 먼저 아버지 곁에 왔구나!
예, 아버지 외로워하실까 봐요
허허허! 아,
아버지! 막내야!
너무 그립고 보고 싶습니다

나만의 사랑법 긍정 확언 Self Talk 귓속말

이 또한

지나가리다

그 또한

다가오리다

나만

이런 일을

겪는 것이

아니란다

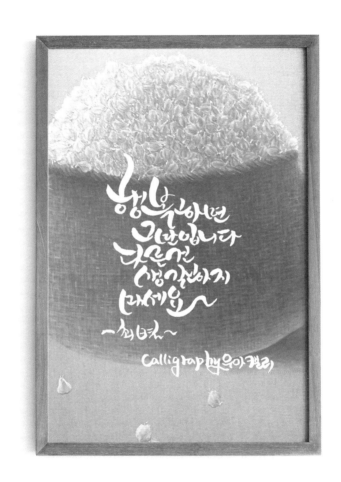

행복하려면
그만입니다
다른건
생각하지
마세요~

－쇠H련～

Calligraphy은아갤러리

Part 3.

마음의 고요

제 7 장

아무렇지도 않거든

독서에서 나를 만나다

약으로 병을 고치듯이 독서로 마음을 다스린다.
- 카이사르 -

어제 엑시머 레이저 Power를 320으로 올린 후 피 피부가 빨갛게 반응하니 느낌이 좋지 않다. 가만히 감싸고 어루만지며 '괜찮아, 조금만 참아, 이제 곧 검은 점으로 환생할 거야.' 백반증 부위와 자신에게 위로의 말을 건넨다. 육신은 힘들고 정신적으로 불안정하지만, 지식의 향연에 참가하는 것은 의미가 있다.

오랜만에 열린 조찬 포럼에서 파나소닉(Panasonic korea ltd)노 운하 대표님의 강의를 듣게 되었다. 일본의 백색국가 제외 경제규제 등으로 인한 한국 경제에 관한 내용을 말씀하시면서 마무리 강의 내용 중 강자를 이기는 방법에 대해서 "배워야 한다. 알아야 한다. 오늘날의 일본과의 사태도 조급함보다는 지혜로운 대책을 세워야 할 때이며 독서의 힘이 필요하다"라고

백반증 또한 마찬가지이다. 백반증으로 슬픔과 괴로움으로 삶 속에서 고통을 받고 죽음까지 생각하는 환우님들에게 독서의 필요성을 전하고 싶다. 독서를 통해 알아야 한다. 그리고 배워야 한다. 아는 만큼 배운 만큼 자신을 위로하고 살아볼 만한 이 세상에 당당하게 맞서보자고 말하고 싶다.

'사서삼경'의 하나인 <대학>은 어른(大人)의 학문이라고 한다. <대학>에서 '구일신 일일신우일신(苟日新 日日新又日新)'이라는 고사성어가 있다 '진실로 하루를 새롭게 하고, 날마다 새롭게 하고, 또 새롭게 힌다'라는 뜻으로 흔히'일신우일신(日新又日新)'으로 줄여서 쓴다. 이 말은 고대 중국의 탕 임금이 자신의 세숫대야에 새겨놓은 글이라고 한다. 탕 임금은 하나라의 폭군 걸을 물리치고 상나라를 세운 시조로, 요리사 출신의 명재상 이윤과 함

께 나라를 잘 다스려 성군으로 꼽히는 인물이다. 그는 자신의 대야에 스스로 새겨놓은 이 글을 날마다 마주하며 훌륭한 군주가 될 수 있었다고 한다.

오늘도 내일도 비록 백반증을 앓고 있지만, 마음의 가짐이 중요하다고 생각한다.

변함없는 친절을 베풀어 줄 책 친구가 되자

밤새 봄비가 내렸나 보다. 수락산의 수채화도 점점 짙어져 가는 녹색 내음으로 옷을 갈아입은 아침이다.

출근과 동시 교장실에서 약속한 만남이 진행된다. 4학년 육○○의 부모님 그리고 사서 선생님, 담임선생님, 교감 선생님 무거운 자리이다.

사춘기에 초경 시작 여학생의 학교 부적응에 대한 고민의 나눔 자리 무겁지만 한 명의 학생이라도 행복한 학교, 가정생활을 위한 학교 선생님들의 몸부림이 계속되고 있어야 한다.

2019년 말에 시작된 코로나로 인해 어려운 상황에서도 함께 손잡고 행복하다는 것임을 하악하악 이외수 생존법에서 엿본다.

'고등학교에서 국어를 가르치는 어느 시인이 강원도 두메산골에 있는 고등학교로 전근하여서 수업 시간에 혹시 백일장에 나가본 경험이 있는 학생이 있으면 손을 들어보라고 말했다. 학생들은 모두 어리둥절한 표정으로 시인을 쳐다보고 있었다. 그때 어떤 학생이 몰라도 너무 모른다는 어투로 시인에게 말했다. 선생님 여기는요, 백일장이 아니라 오일장이래'

아이들은 순수하고 진실하고 백지처럼 해맑은 마음의 소유자다. 부적응하다는 그 친구를 위한 교육자들의 한결같은 노력에 찬사를 보내본다.

사랑하는 나의 친구 백반증아, 힘을 내자, 나는 참 좋은 친구란다.

진실로 하루를 새롭게 하고,
날마다 새롭게 하고, 또 새롭게 한다.

6) 이외수의 생존법, 하악하악 P21

책이란 넓디넓은 시간의 바다를 지나가는 배이다.
- 프랜시스 베이컨 -

코로나19라 감염병이 학교 학생에게까지 침범하여 3학년 학생 1명이 확진되어 학생, 학부모, 교직원 비상사태가 되었다. 리더로 대응 절차를 차분하게 이행하여 파도가 잠자듯 처리가 되었다.

아직도 코로나 확진자 수는 4~5백 명을 오르락내리락하는 현황이요, 학교는 늘 긴장된 상태에서 하루하루를 맞이한다.

나의 백반증은 많은 차도가 있어 밥을 먹듯 세수하듯 주 행사로 5~6일 간격으로 피부과에서 엑시머레이저 치료를 계속하고 있다.

이제 봄이 오고 여름이 오면 조금은 마음이 쓰인다. 노출의 계절이니까 목과 팔을 좀 더 내어놓아야 하는 계절이기 때문이다. 하지만 적응하고 받아들이는 마음의 상태가 기특하다. 좀 더 감사하는 마음으로 맞이한다.

요한 볼프강 폰 괴테 지음, 정서웅 옮김《파우스트》책 속의 문장에서 가슴이 벅찬 희열을 느낀다. 주옥같은 언어들에 매료되어 파우스트의 주인공이 되어본다.

서재 편에서 파우스트는

'어떤 옷을 입든 이 비좁은 지상의 삶에서 나는 여전히 고통을 느끼지 않을 수 없으리라. 그저 놀기만 하기엔 너무 늙었고, 소망 없이 살기엔 너무 젊었다. 세상이 내게 무엇을 줄 수 있단 말인가? 부족해도 참아라! 부족해도 참아라! 이것이 영원한 노래다.'

책을 읽는 것을 생활화하라. 그리고 화를 멀리하고 몸과 정신을 평안 하게 하여 생활화 하는 것이다. 내가 생각하는 것이 내 몸이 될것이요. 내가 먹는 것이 내 몸이 될것이요. 내가 하는 것이 내 몸이 될 것이니까......

세상이 내게 무엇을 줄 수 있단 말인가?
부족해도 참아라!

완벽주의 탈출

인간의 몸은 최고의 예술 작품이다.

- 제스C. 스캇 -

완벽을 위해 애쓰지 말아라

장미의 계절, 조금은 시든 장밋빛으로 보이는 벌써 6월이다. 엄마 배 아파 응애응애! 내가 세상에 태어난 달이기도 한 6월이다. 생일 축하를 해주는 지인들 그리고 선물까지 챙겨주는 카네기 77기 원우님 성보경 원장님 감사 드리고 고마운 분 정이 많으신 분이다. 그리고 직장에서도 마음의 작은 선물을 주시는 분들께 고마움을 전한다.

빨간 장미가 시든 시간만큼 우리네 삶의 시간도 가버린 것이다. 지나간 것은 무효라고 누군가 말한 그것처럼 무효인 것은 잊어버리는 것이 평안함을 준다.

3년 4개월 백반증 치료, 이제 엑시머 레이저 치료를 위해 피부과를 달려가는 것이 지치기도 하지만 일상이 되어 적응된 백반증 환우의 한 사람이 되어있다. 500 파워로 진료받다가 1도 화상을 입었기 때문에 최근 450 파워로 내려 치료 받은지 1개월쯤, 5~6일 간격 엑시머 레이저를 치료하는데 자꾸만 빨갛게 반응하고 반응상태가 며칠씩 간다. 치료 간격이 너무 길어서 일까?

허지원의 저서《나는 아직 나를 모른다.》 책 속에 인상적인 부분이 있다. 3부 소제목 '완벽주의적 불안에 휘둘리지 날 것'이 나를 성찰하게 한다. 백반증 치료를 하는 나에게 지나친 고통을 주면서 자신의 마음을 흠집을 내

---

7) 나도 아직 나를 모른다. p109, 허지원 지음

면서까지 완벽을 위해 애쓰지 말라는 해석이었다.

완벽함을 재촉하는 나를 발견할 때가 많다. 그럴 때마다 자신을 격려하고 위로해 본다'완벽함에 휘둘리지 말자. 조금은 느리게 가자, 그리고 내려놓자'라고 자신에게 말해본다.

좋은 책을 읽고 또 읽으라는 좋은 말에 힘을 얻어 며칠간 대문호 괴테의 화려한 언어 짓 속에서 파우스트와 이야기하고 어떻게 살아야 하는지를 자신에게 질문하며 마음의 거울을 스프레이로 닦듯이 문질러 본다.

나를 함부로 대하지 말자. 백반증이 있는 나를 존중하고 사랑하고 품격을 높여 우아한 자신의 위치에 올려놓자

예민에서 벗어나는 자신 만들기로 한다. '완벽주의적 불안감에 노예가 되어 질질 끌려가지 말고 관심을 줄이자. 이만하면 괜찮다. 완벽은 했고 그냥 꽤 괜찮은 나 자신으로 존재하면 돼. 자, 이제 다음 pass.'

아프리카 속담에 이런 구절이 있다고 한다.

'내 안에 적이 없으면 세상 그 무엇도 나를 해치지 못합니다.

만일 안된다면? 그러면, 그냥 마는 겁니다.'

백반증 치료를 위해 노력을 했지만 더디고 오래 걸릴지라도 좌절하고 포기할 것이 아니라, 생각의 전환 바로 생각을 바꾸는 것이다. 포기한다는 것은 내 안에 적이 있다는 뜻일 것이다. 좌절하지 않을 정도로 노력은 해야지.

'수고했다. 괜찮아 뭐 어때'라고 자신을 격려하고 칭찬해주는 내가 된다.

완벽주의적 불안에서 탈출하라. 그것은 내 안에 적이기 때문이다.

조금은 느리게 가자, 그리고 내려놓자

코로나19의 변이

당신의 몸은 마음이 말하는 모든 것을 듣는다
-나오미 저드-

다시 엑시머 레이저 300 파워

벌써 가을 기운이 느껴지는 계절이 되었다. 음력 6월에서 7월 사이에 들어 있는 세 번의 절기인 초복, 중복, 말복 중 말복도 지나고 처서(입추와 백로 사이에 들며, 음력 7월, 양력 8월 23일경이 된다. 태양의 황경이 150°에 있을 때)이다. 여름이 지나 더위도 가시고 선선한 가을을 맞이하게 된다고 하여 처서라 불렀다고 한다. 처서가 지나면 따가운 햇볕이 누그러져서 풀이 더 자라지 않기 때문에 논두렁이나 산소의 풀을 깎아 벌초를 한다는 8월 말이다.

여느해 보다 뜨거웠던 2021년 여름날의 폭염 기온은 사상 최고치를 경신했다고 한다. 게다가 코로나19라는 바이러스로 여름날 휴가와 이동으로 인해 코로나 확진자가 2천 여명 육박하려 오르락 내리락 하는 확진자 추세에 한국의 여름은 설상가상이다.

저 먼 지구 아프가니스탄이라는 나라는 탈레반 무장세력이 세력을 확장하여 수도 카불을 점령했다고 하고 지구상 이곳 저곳에서 폭염, 산불, 홍수, 지진 자연재해로 인해 지구는 아파했던 여름날이기도 하다.

세상은 혼란스럽지만 환우들은 긍정의 힘을 갖고 살아야 한다.

여름이라 뜨거운 기온에 체온이 올라시인지 엑시머 레이저 500까시 올라갔던 파워를 결국 300으로까지 낮추어 치료하고 있다. 이런 경우는 없었는데 500에서 화상을 입어 다운시켜 진료받아도 작은 화상이 이어져서 결국

300파워로 치료를 받는다. 하지만 백반증 부위는 검은 반점이 조금씩 조금씩 보이니 치료과정은 힘들지만 작은 반점 하나에 희망을 갖고 또 엑시머 레이저 치료를 위해 병원을 향하는 나 자신을 칭찬하고 격려해준다.

코로나19 바이러스는 끝없이 변이하고 있다 한다. 델타 변이바이러스에 해외에서 슬며시 들어온 뮤 바이러스까지 집단 백신접종으로 감염을 차단할 수밖에 없다고 한다. 코로나 시대 이후 우리 대한민국은 몇 년을 마스크 필수착용 일상화로 부담 한 가지 더 늘어났다. 바이러스 없는 세상을 희망하는 사람들이지만 위드코로나 세상에 임박했다.

나태주 시인의 시 '다시 포스트코로나'로 힘든 시기를 공유해 본다.

/ 다시 포스트코로나

빠르게 미끄럽게

거침없이 흘러가던

화면이 어느 날

멈칫 정지 화면이 되더니

천천히 슬로비디오로

흐르는 거였다.

그런데 놀라워라

빠른 화면에서 보지 못하던 것들을

정지 화면 느린 화면에서

새롭게 보다니!

놀라워라

부끄러워라

나의 어리석음

나의 옹졸함과 사악함까지

시골 할머니들

콜라병이라고 부르는

코로나19가 우리를

새롭게 철들게

하는 것이었다

단계적 일상회복 (위드코로나)이 시작되는 날이다. 아직도 1일 확진자 수가 2천여 명에 달하지만, 정부는 코로나바이러스감염증-19 방역을 위해 실시해 온 사회적 거리두기를 단계적으로 완화하여 일상을 회복하는 방향으로 전환하는 정책을 발표했다. 단계적 일상 회복은 세 단계에 걸쳐 시행되며 1단계를 4주간 시행하고, 방역 상황을 종합적으로 평가해 다음 단계로의 전환 여부가 결정된다고 한다.

사회는 2022년에 치르게 될 20대 대한민국 대통령선거를 앞두고 민주당, 국민의힘당을 중심으로 대통령 후보 경선 과정이 과열되고 있고 민주당은 이미 이재명 대통령 후보를 결정하고 선대위라는 조직을 구성하는 발족을 대대적으로 하였다고 언론과 인터넷과 유튜브는 시끄럽다. 국민의힘당 후보 홍준표, 원희룡, 유승민, 윤석열 4명 중 1명 후보가 이번 주에 결정된다고 한다. 금리는 사상 최고치를 눈만 뜨면 오르고 물가도 덩달아 오르고 세계도 마찬가지 코로나의 위기와 경제, 정치 분야에서 어려운 시기이다.

하지만 본인은 백반증을 위해 오늘 또 병원에 가는 날이다. 엑시머 레이저 320 파워로 진료받았는데 저녁에 아무 반응이 없다. 가을에 접어드니 기온도 내려가고 체온에 영향이 있을까? 엑시머 ㄹ레이저 파워 320인데 반응이 약하다. 다음 병원가는 날 의사선생님에게 파워를 340정도 올려서 치료해달라고 해야 할까보다. 백반증 차도가 정체기일까?

"의사 선생님! 다른 사람들과 비교해 보았을 때 차도가 어떤지요?""번지는 부위도 없고 많이 좋아졌으니 치료과정에 정체기도 있어요."의사님의 말씀에 또 힘을 얻고 치료는 계속하자고 자신과 약속한다.

기특하게 꾸준히, 열심히 진료받는 자신이다. 언제가 만족할 만큼의 결과를 보여줄 날이 오리라는 믿음을 가져본다.

'그래 이제 됐어, 괜찮아'라고 자신에게 말할 때까지 백반증은 이제 내 몸의 친구니까 만나보는 거야.

느림의 미학

진정으로 귀중한 것은 생각하고 보는 것이지 속도가 아니다.
- 알랭 드 보통 -

웃기 때문에 행복한 것

TV에서 전 국회의원이었던 정두언 의원의 사망이라는 보도가 나오고 있었다. TV에서 많이 보아왔던 정치인이라 내심 안타깝고 애도의 마음을 가졌다.

인터넷이나 스마트폰 뉴스에서 종일 대서특필 다루어지고 있었다. 인터넷 뉴스에서 전 의원이 4선에 실패하고 한 언론과 인터뷰에서 우울증이 오게 되었다고 하면서 말한 내용이 있었다.

> "극단적 선택을 시도한 이유에 대해서는 인간이 본디 욕심 덩어리인데, 그 모든 바람이 수포가 되어 이 세상에서 할 일이 없겠구나. 생각이 들 때 삶의 의미도 사라진다. 내가 이 세상에서 의미 없는 존재가 되는 거다. 급성 우울증이 앓게 되는 것이다. 우울증이 심해, 그런 행동을 했다고 털어놨다."

라고 한다.

우울증 참 무서운 병인 듯하다. 백반증이 있는 환우들은 무엇보다 웃음이 필요하다. 웃음의 효과를 말할 때 억지로라도 웃으면 효과가 있다고 말한다. 나는 웃지 않고 있을 때는 차갑고 냉정하게 보인다고 하기에 의식적으로 웃으려고 노력하고 있다.

자살하는 이유로 우울증이 가장 많다고 한다. 우리나라는 OECD 통계로 볼 때 자살률이 높은 국가라고 한다. 최근은 성인뿐만 아니라 청소년의 자살률도 높아지고 있다니 안타까운 현실이다.

필자는 경기도교육청 생명 지킴이 게이트키퍼 교육강사활동을 하고 있다. 자살 예방을 위한'보고 듣고 말하기' 프로그램을 교육하는 것이다. 마음이 아픈 사람들을 위해 교육하는 일이니 뿌듯함을 느낀다. 몸이 아파 마음까지 아픈 백반증인 나 자신도 힘을 얻는다.

> 우리는 행복하여서
> 웃는 것이 아니고 웃기 때문에 행복하다.

평안함의 보장

출근하려고 부릉부릉 자가용 시동을 걸고 늦었다는 느낌에 액셀러레이터 밟는 강도가 세어진다.

앗! 신호등에 딱 걸렸다. 질주하려고 하는 즈음 눈앞에 신호등이 노란불에서 빨간색으로 옷을 갈아입는다. 에잇! 늦었는데 기다려야 하나! 시간은 째깍째깍 이 시간에 꼭 이 사거리를 지나가야 하는데 머리가 혼란해지는 순간, 우회전해서 유턴해서 가는 길을 선택했다.

오호통재라! 우회전 속도가 좌회전하는 차들의 행렬에 그만 막혀 좌회전 긴 행렬의 차들의 흐름이 끊기는 시간까지 우회전 핸들을 잡고 있어야 하니 좌회전 차들의 끝에 따라갈 수밖에 맨 끝에 서있다. 유턴을 하고 직진을 가야 하는 상황이기에 빨리빨리의 급한 마음은 꼴찌에다 더 늦어지는 결과를 가져왔으니 마음만 급한 출근길인데 설상가상이랄까!

편도 1차선 도로 길에 들어섰을 때 맨 앞 느림보 차인 레미콘 차량 1대가 앞장서고 이어서 전기공사 트럭이 느릿느릿 달리니 뒤에서 애타게 달리고 싶은 자가용들은 질주를 체념하고 자연의 흐름에 핸들을 맡겨야 하는 아침 출근길이 되고 말았다. 이럴 때일수록 느림의 미학을 실천해야 하는 것이다.

프랑스 그르노블에 있는 피에르 맹데-프랑스대학과 몽펠리에의 폴 발레리 대학에서 철학과 인류학을 가르쳤다는 피에로 쌍소(Pierre Sansot)'느리게 산다는 것의 의미'에 글이다.

작가는 우리의 삶 속에서 평안함을 보장해주는 몇 가지 태도를 제시했다.

첫째, 한가로이 거닐기
나만의 시간을 내서 발걸음이 닿는 대로 나를 맡겨 보는 것

둘째, 듣기
신뢰하는 사람의 말에 완전히 집중해 보는 것

셋째, 권태
무의미하게 반복되는 사소한 일들을 소중하게 인정하고 애정 느끼기

넷째, 기다리기
마음의 문을 열어보는 것

다섯째, 마음의 고향
마음 깊은 곳에서 지나간 낡은 시간의 한 부분을 다시 떠올리는 것

여섯째, 글쓰기
마음의 소리를 글로 옮겨 보는 것

일곱째, 포도주
지혜를 가르치는 학교 순수한 액체에 빠져 보는 것

마지막, 모데라토 칸타빌레
절제라기보다는 아끼는 태도 그 방식을 따라 해 보는 것

　

누구보다도 평안함을 추구하는 일상을 살아야 하는 이유가 있음을 알아간다. 일곱가지 태도를 모두 실천할 수 없겠지만 단 한 가지라도 실천한다면 마음의 평안을 발견할 수 있으리라.
　다도로 순수한 차의 향기에 빠져 보는 아침을 맞이했다. 이 또한 평안함과 여유를 주는 생활이다.

인간의 모든 불행은 단 한 가지,
고요한 방에 들어앉아
휴식할 줄 모른다는 데서 비롯된다.
-파스칼-

/ 기다림의 미학

엑시머 레이저는
참 좋은 친구
1주일에 2번
짝을 만나러 간다

어떤 날은
백반이 아무 반응도 안 하고
어떤 날은
백반이 화가 났을까?
붉은색으로 반응한다.

사람의 마음도 몇 가지 마음일 때가
백반이도 엑시머 친구를 만나면
두 마음을 보여준다

슬퍼하거나
노여워하지 말아라
자신에게 마법을 건다

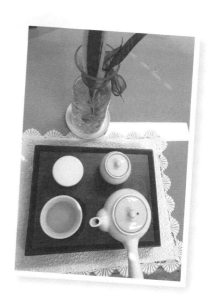

기다려 보렴
다시 화를 다스릴 것이야
똑똑한 내 몸이

기다림의 미학을
가르쳐 주는
백반이 친구

기다린다는 것은

인내한다는 것은

조급해하지 않는 것이란다

기다리고

인내한다면

그 열매는 달겠지

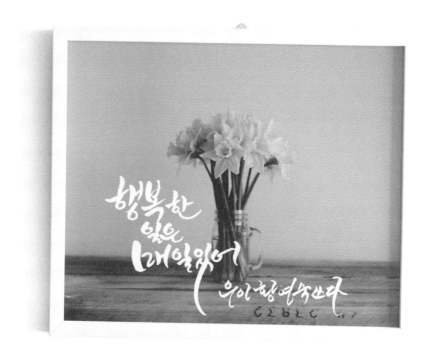

제 8 장

세상은 아름다운 곳이야

아름다운 춤 멈춤

만족할 줄 아는 사람은 진정한 부자고,
탐욕스러운 사람은 진실로 가난한 사람이다.
- 그리스 아테네 정치가 솔론 -

멈춤의 멋

시집 생활 30년, 몹시도 추웠던 그 겨울 2018년 2월, 불청객 백반증이 나의 몸에 찾아온 그 해였는데 벌써 4년이란 세월이 흘러 2022년 2월이 되었다.

'백반증 발병 4주년'나를 위해 기념 축하라도 베풀어 주어야 하지 않을까 하는 생각이 든다. 정성껏 꾸준히 백반증 친구를 위해 아낌없이 사랑해 왔던 나 자신에게 말이다.

그 해 00병원에서 첫 진료를 받는 날, 피부과 전문의가 했던 말이 귓가에 맴돈다. "백반증이네요. 3년 이상은 치료해야 합니다."청천벽력 같은 그 말이 현실이 된 지금 그때보다 마음이 편안하다. 내 몸 친구인 백반증이니까. 그런데 되돌아보니 눈망울에 눈물이 맺힌다. 혼란 속에서 방황했던 그 순간을 떠 올리면 가슴이 먹먹해져 온다.

세상에서 가장 아름다운 춤은 멈춤이라고 한 말이 생각난다.

이제 백반증에 대한 불안함, 초조함, 염려증은 이제 멈춤이라는 아름다운 것으로 내 맘속에 자리하고 있다.

그때의 나와 지금의 나는 분명 바뀌어 있었다. 멈춤의 멋을 알았기에 내 몸의 백반증 번지지 않았고 가성카탈라제 연고와 엑시머 레이저의 치료 효과로 내려놓음과 평정심을 찾았다.

> *자신을 내보여라. 그러면 재능이 드러날 것이다.*
> *- 발타사르 그라시안 -*

백반중 맞이 5년이란 세월이 바람처럼 어대론가 가버렸다. 업무를 보려 컴퓨터를 켜고 보니 마음속으로 달려오는 그 무엇인가를 발견한다. 흥분하고 서두르고 있는 자신을 다시금 달래본다.

멈춤이라는 세상에서 가장 아름다운 춤을 추는 바람이 되자고!

기시미 이치로·고가 후미타케의《미움받을 용기》에서 철학자는 이렇게 말했다.

> 철학자 : 이렇게 생각해보게. 인생이란 지금에 이 찰나를 뱅글뱅글 춤 추듯이 사는, 찰나의 연속이라고. 그러다 문득 주위를 돌아봤을 때"여기까지 왔다니!"하고 깨닫게 될 걸세.
>
> 바이올린이라는 춤을 춘 사람 중에는 그대로 전문 연주자가 된 사람이 있을 거야. 사법고시라는 춤을 춘 사람 중에는 그대로 변호사가 된 사람이 있을 테고. 집필이라는 춤을 추고 작가가 된 사람도 있을지 모르지, 어쨌든 저마다 다른 장소에 다다를 거야, 단 그렇다고 해서 그 누구의 삶도 '길 위'에서 끝났다고 볼 수는 없어. 춤을 추고 있는 지금'지금, 여기에' 충실하면 그걸로 충분하니까.
>
> 내가 말하는 춤을 추는 인생은 '에네르게이야(Energia)적 인생이라고 할 수 있을 걸세(p303)

---

8) 에네르게이아란 현실태라고 하여 키네시스 중 목적의 완성보다는 '실현해가는 활동'에 초점을 맞춘다. 다시 말해 실현이 되어 가고 있는 상태. '과정의 상태'에 있음을 뜻한다. 실행되고 있는 동시에 존재하는 있는 것으로 그 자체로 완전한 가치를 가진다.

/ 춤을 추는 바람이 되어

아직도 기다림의
출발선에 서 있는데
네 마음 먼저 달려가려 하니
흥분과 조급함도 덩달아
더 내 달음박질 하려 한다

시간은 바람이라 하지 않았니
지금이란 시간에
충실함을 더하기 하면
다음이란 시간에는
뺄셈이 없을 거라 했을진대

늘 마음이 마음에
속삭이라 말했다
마음아! 조금만 기다려
세상에서 가장 아름다운 춤인
멈춤이란 것이 있잖아
그제야 동그란 눈을 뜨고
머리를 탁! 치는 마음에
칭찬 한마디 건네본다

시간은 바람 같은 것
오늘도 시간 바람 양탄자에 몸을 씻고
멈춤이라는 춤을 추는 바람이 되어보렴

인생이란 지금,
이 찰나를 뱅글뱅글
춤추듯이 사는 찰나의 연속이라고

소망하나 써 보낸다

과거에는 감사를, 현재는 신뢰를, 미래에는 희망을
- 오토 보르노 -

아이스크림 같은 아침

아이스크림 차가움을 닮았는지 아침 기운이 차갑다.

업무 폭주의 시기이기에 일의 산더미 속에서, 컴퓨터 모니터 속에서 헤어나올 시간이 없는 시기이다. 이렇게 일이 많아 머리가 안갯속일 때 안개 속 뇌 속을 청명한 가을하늘처럼 맑게 해 줄 필요가 있다.

눈동자는 컴퓨터를 떠나 의자를 박차고 일어섰다. 일어나야 한다. 그래, 일어나야지. 혼잣말로 격려하면서 창가로 다가가 차가운 겨울 창가 양지녘에 놓여 있는 다육식물들을 만나 이야기 나누어 본다. 물 한잔을 들고 메마른 목을 적시며 기지개도 켜 보고 창밖 회색 하늘을 쳐다본다.

여유를 가지고 자신에게 말한다.'건배여'라고 외쳐본다. 건배여란 나 자신을 위한 생활의 모토이다.

건 건강한 생활을 위하여
배 배려하는 생활을 위하여
여 여유로운 생활을 위하여

자신을 사랑하는 순간순간을 만들어 나가는 시간이 필요하다. 오늘보다 더 내일의 건강한 나를 위해서다.

가끔 나를 되돌아 볼 수 있는 여유를 갖자

엑시머 레이저 파워 320으로 시작한 지 오래다. 이제 반응도 힘을 잃었을까? 붉은 반응도 없는 며칠 다시 파워를 올려 진료를 받아야 할까 보다.

2주일 전쯤 왼쪽 발가락 하나가 탱탱 부어오르고 만지면 통증이 느껴지고 즐겨 신던 구두를 외면할 정도로 아프다. 오늘은 괜찮겠으니 내일은 괜찮겠지 하는 마음으로 또한 항생제 소염제 약을 며칠을 먹어야 하는 거 너무 싫다. 싫어하는 마음이 앞서서 그냥 외면했더니 더 이상 통증을 참을 수 없어서 정형외과에 갔다.

의사 선생님 말"염증 같은데요. 일단 엑스레이 찍고 봅시다. 영상 촬영하고 봅시다"라고 진단한다. 엑스레이를 촬영하는 것은 싫지만 병원에서의 의례와 같은 단계에 환자는 끌려갈 수밖에 없는 것임에 수용해야 하는 처지다.

엑스레이를 찍고 잠시 기다리고 다시 의사 앞으로 간 결과 뼈는 이상 없으니 염증인 것으로 진단을 내리고 처방전을 받아 병원 1층 약국에서 받아서 든 약은 1주일 복용량의 항생제, 소염제, 위 보호제가 세트인 아침저녁만 먹는 약이었다.

'정말 먹기 싫은데요'

약사님 말씀 "며칠 먹다가 중단하면 더 안 좋아질 수 있어요. 1주일 다 드세요" 당부한다. 소염제를 들고 출발하려는데 입술을 깨무는 순간 윗입술이 무엇인가. 두툼하고 다른 느낌이 드는 건 무엇이지? 세수하고 보니 입술 물집이 커지는 것이 아닌가? 몸이 힘들구나, 염증에다 입술 바이러스 물집까지 설상가상이다.

백반증 하얀 피부 빨리빨리 멜라닌 색소를 기다리는 환자, 염증도 입술물집도 빨리빨리 없어졌으면 하는 환자의 마음 그것은 빨리 병인 것이다. 여유와 감사가 없는 마음이 아닐까 생각해본다.

여유를 갖자.

염증 통증도 즐기고 입술 물집도 있는 이대로 내 입술이니 '언젠가 아픔과 불편함이 소멸하겠지!' 하는 마음을 갖고 자신에게 격려하고 있다. 사랑하여라, 그리고 여유를 갖고 감사하는 마음으로 시간을 보내야 한다.

짜증을 내고 불안해하는 시간은 아까운 시간이다. 웃고 즐거워할 시간도 많지 않은데 긍정의 힘으로 에너지를 충전 해 보자

여유를 갖고 감사하는 마음으로 시간을 보내자

차분하게, 합리적 행동과 미소

희망이 있는 곳에 삶이 있다.

- 안네 프랑크 -

'늙으니까 아프다'

중앙일보 오피니언 편 '삶의 향기'라는 칼럼 제목이 눈에 쏙 들어온다.

김난도 교수님의 저서로 2010년 출판되어 벌써 10년이 지난 책《아프니까 청춘이다》비교를 하면서 쓴 성균관대 독어독문학과 최명원 교수님의 글이다.

나이가 들어갈수록 몸만 조금 구부렸다 펴도 '끙'소리가 추임새 장단처럼 무심결에 흘러나온다. 몸의 움직임은 둔해지고 어딘가에서 터져 나오는 않는 소리라는 내 몸이 악기인 양 협연할 준비가 되어있다.

젊은이는 젊은이답고, 노인은 노인답고, 그렇지만 나에게 걸맞은 '나다움'을 찾는 것, 쉽지만은 않아 보인다. 사람이 사람다워야 하는 것처럼 나를 나답게.

– 2021년 7월 20일 화요일 중앙일보 오피니언 28 –

이 칼럼을 읽고 나는 나다움을 찾는 생활을 하는지 되물어 보았다. 백반증을 않고 있어서 니디움을 잃이비린 삶을 신 날은 없었는지?

내 몸에 어느 날 보면 뾰루지가 나 신경이 쓰일 때도 있고 어느 날 보면 없었던 점 하나가 보기 싫게 돋아나 보기 싫을 때도 있고 보였다가 없어지기도 하는 그런 것처럼 그렇게 백반증도 생각해 주는 태도를 보이는 것이 필요하다.

 백반증으로 한없이 우울하여 불안하고 안정된 생활을 추구하지 못한다면 나답게 나다운 인생을 살고 있지 않아 자신에게 잘못하는 것이다. 백반증이 있는 나이지만 나답게 살아가는 것이 중요한 것이다.

 '태클을 걸지 마'라는 노래는 진성이라는 가수가 2005년에 앨범 발표한 곡인데 2020년 미스터트롯 열풍으로 인해 다시금 사람들의 입과 귓가에 맴돌고 회자하는 트로트다. 가끔 힘들 때 이 트로트를 흥얼거릴 때가 있다.

 가사는 다음과 같다.

  지금부터 뛰어

  앞만 보고 뛰어

  어떻게 살았냐고 묻지를 마라

  이리저리 살았을 거라

  착각도 마라

  그래 한때 삶에 무게

  견디지 못해

  긴 세월 방황 속에

  청춘을 묻었다.

  어허허

  속절없는 세월

  탓해서 무얼 해

  되돌릴 수 없는 인생인 것을

  지금부터 뛰어

  앞만 보고 뛰어

  내 인생에 태클을 걸지 마

지금부터 뛰어

앞만 보고 뛰어

어떻게 살았냐고 묻지를 마라

이리저리 살았을 거라

착각도 마라

그래 한때 삶에 무게

견디지 못해

긴 세월 방황 속에

청춘을 묻었다

어허허 어허허

속절 없는 세월

탓해서 무얼해

되돌릴 수 없는 인생인 것을

지금부터 뛰어

앞만 보고뛰어

내 인생에 태클을 걸지마

속절 없는 세월

탓해서 무얼해

되돌릴 수 없는 인생인 것을

지금부터 뛰어

앞만 보고뛰어

내 인생에 태클을 걸지마. 내 인생에 태클을 걸지마

백반증아, 내 인생에 태클을 걸지마!

벌써 울긋불긋 단풍이 본격적으로 얼굴을 내미는 계절이 되었다.

대한민국 제13대 대통령인 노태우 대통령이 10여 년간 병상 생활을 하다가 향년 89세 일기로 세상을 떠났다는 언론 보도가 있다.

우연의 일치인지 1963년부터 시작하여 5, 6, 7, 8대 대통령에 이어 1979년 제9대 박정희 대통령 서거(향년 61세) 날인 10.26과 일치한다고 한다.

그 많고 많은 날 중에 사망하는 날이 같은 것도 죽음의 인연일는지.

엑시머 레이저와 가성카탈라제 연고를 밥 먹듯 세수하듯 하는 생활을 하고 있다. 내 몸에 대한 생활 양식이다.

재클린 서스킨의 저서 《시처럼 쓰는 법》이란 책을 읽다가 백반증을 치료하면서 생각했던 글귀들이 눈에 띄었다

'누구보다 자신에게 친절할 것'

나는 늘 그런 생각을 해 왔다. 나 자신을 사랑하는 것부터 치료의 시작이다. 나중에 백반증 부위인 내 몸의 일부 상처를 앓고 있는 어깨 목, 팔, 가슴 사랑하자고 자신에게 말해왔다.

자신에게 보상을 주라는 이어지는 글 또한 마음에 와닿는다.

'하루에 한 번 이상 자신에게 보상을 주면 훨씬 기분 좋게 책상 앞에 앉아있을 수 있다. 보상은 어떤 형태라도 괜찮다. 컵케이크 하나. 포도주 한 잔, 친구와 함께하는 휴식 시간, 드라마 한 편, 따뜻한 목욕, 차 한잔 등 무엇이든 당신에게 맞는 방법을 선택해 보자, 당신의 근면함을 좀 더 효과적으로 발휘할 수 있도록 자신에게 약간의 즐거움을 허락하는 것이다.'라고 한다.

그래, 늘 나는 자신에게 보상을 주는 거야 하는 생각을 하면서 살아왔지.

때로는 자신을 사랑하지 않고 몸을 내동댕이쳐 방치할 때도 있었지만 자신에게 보상을 주는 생활 이런 실천은 정말 중요한 생활 방식이다.

아침에 일어나면 스트레칭을 한다. 밤새 내가 어떤 모습으로 잠을 잤는지 알 수 없는 것, 팔을 괴고 다리를 굽히고 허리를 쪼그리고 머리를 이리저리

힘들었을 거니 쭉쭉 펴 주는 스트레칭을 하는 것도 잠 잘 자고 일어난 자신에게 주는 보상이라 생각한다.

물을 마시면 물에 감사하고 물을 흡수하는 나의 입과 목과 위장 대장에게까지 '고맙다. 고마워 그리고 감사해'라고 칭찬해주는 마음까지도 보상이다. 화장실에 가면 변비가 아닌 시원함까지 감사할 일인 것이다.

> 누구보다 자신에게 친절하여라.
> 나 자신을 사랑하는 것부터 치료의 시작이다.

예민함이 가져다준 염려 병

지인이 갑자기 근무하는 사무실 문을 열고 들어온다. 반가운 사람인지라 차를 한 잔 나누면서 이야기를 시작했다. 갑자기 밖에서 '우르르 쿵쾅' 천둥 번개가 치더니 소나기가 쏟아지기 시작하는데 무더운 대지 위로 더운 열기를 식히는 단비가 한참 동안 내린다.

지인과 이야기하는 중에 "집에 창문을 다 열어두었는데 큰일이 났네!"라고 말했다. 앞에 앉은 지인이 하는 말 " 여기는 소나기가 오지만 댁이 있는 곳은 소나기라는 것이 안 올 거예요."라고 말한다. 그런 소리를 듣고 믿어버리면 마음이 편할 텐데 예민해지기 시작해서 사람을 앞에 두고 열어두고 온 집 창문을 생각하면서 소나기가 쏟아진 집을 상상하고 있다.

지인과 편안하게 이야기하고 있었던 마음이 이내 긴장과 불안감으로 물들고 있다는 것을 안 자신을 향해 평정심을 찾자고 소리쳤다. 자꾸만 시계를 쳐다보고 일하던 컴퓨터를 정리하고 나의 행동이 별안간 달라짐을 느끼셨을까? 빨리 집으로 가서 열어둔 창문을 확인하고 싶은 마음이 보였을까? 지인도 덩달아 엉덩이를 들썩거리면서 당신의 소지품을 챙기신다.

퇴근하는 길은 언제 소나기가 내렸냐는 듯 햇살이 얼굴을 내밀었다.

'예민함이 가져다준 염려병'이것이 문제이다. 예민함, 불안감으로 채운 뇌에 미안한 마음이 든다. 지인이 해 준 말 "댁이 있는 곳은 소나기가 안 올 거예요"했을 때 믿어 버리고 지인과의 시간을 평안과 여유를 갖고 보냈어야 하는데 하고 후회했다.

　백반증 환우들이 대부분 마음이 여리고 예민하고 급한 성격의 소유자가 아닐는지? 어떤 상황에 대해 좀 더 평안하고 여유 찾는 마음으로 대처하고 툭 던져버리듯 탁 놓아 버리듯 삶을 살아야 한다.

툭 던져버리듯,
탁 놓아 버리듯 살아가자.

치유되고 있는 나

사랑을 주지 않고서는 얻을 수 없고,
용서하지 않고서는 행복을 찾을 수 없다.
- 마더 테레사 -

　필자는 아픈 몸이지만 치유되고 있는 사람이다. 기죽지 말고 나 자신을 사랑하는 방법을 찾아 긍정의 마음을 갖고 희망의 길로 가벼운 발걸음으로 나아갈 것이다.

　신경외과 의사 폴 칼라니티는《숨결이 바람 될 때》에서'나는 나아갈 수 없지만 앞으로 나아갈거야'라고 극복과 희망의 메시지에 힘을 얻고 병마와 싸우면서 사랑하는 아내와 딸을 위해 생명의 경외를 위해 나아갔다.

　프리드리히 니체(Friedrich Wilhelm Nietzsche)의《차라투스트라는 이렇게 말했다》치유되고 있는자에서

> "더 이상 말하지 마라, 그대 치유되고 있는 자여!"라고 그의 짐승들이 그에게 대답했다. "차라리 바깥으로 나가라, 세계가 마치 꽃밭처럼 그대를 기다리는 곳으로. 장미와 꿀벌과 비둘기 떼가 있는 곳으로 가라! 특히 노래하는 새들이 있는 곳으로 가거라. 그 새들에게서 그대가 노래하는 것을 배우도록! 노래하는 것은 치유되고 있는 자에게 어울리기 때문이다."

　건강한 사람이 아니라 치유되고 있는 자인 나는 새들에게 노래하는 것을 배우고 사람들과 함께 어울려 행복을 찾아가는 생활을 해야 한다.

/ 다섯 이름 가진 여인

내 전생의 이름은
전생 체험에서 만난
황후-전생 이름

내 글로벌 이름은
저 먼 나라 미국에서
영어를 가르쳐 주러 온
원어민 선생님이 지어주신
소피아-춤을 추는 이름

내 본명 이름은
내 아빠 엄마가 낳아주시어 지어주신
황영숙-아내, 엄마, 교장 이름

내 이름은
내가 시를 쓰면서 나에게 지어준
청심-시인이 되고픈 이름

내 이름은
내가 글을 쓰면서 나에게 지어준
우아_캘리그라피-캘리그라피작가 이름

5개의 이름을 가진 다섯 사람으로 살아가고 있다

다양한 삶으로 또 다른 내가 되어
또 다른 사랑을 줄 수 있을 것이다.

엑시머 레이저 파워 다시 320으로

　뜨거웠던 여름날이 슬그머니 뒷걸음질하고 출퇴근 한적한 산길, 수락산 자락에도 울긋불긋 가을을 느끼게 하는 단풍이 얼굴을 내미는 계절인 가을이 왔다.
　대한민국은 2022년 대통령선거를 앞두고 민주당, 국민의힘, 정의당 등 대통령 후보 경선으로 인터넷, TV, 신문에는 도배한다. 성남시 분당구 대장동

아파트개발과 관련하여 민간기업이 몇천억 원 수익을 내는 결과로 또한 언론은 시끄럽다. 도대체 진실은 어디에 있는 것일까? 평범한 생활, 진실하고 그냥 성실하게 살아가고 있는 사람들에게는 삶에 대한 희망적인 사건들이 아니다.

그러나 병을 가진 사람들은 자기만의 병이기에 세상이 시끄러워도 자신의 건강을 위한 사랑과 노력은 아끼지 말아야 한다.

백반증 엑시머 레이저 파워를 다시 320으로 올렸다.

그 뜨거운 여름 체온도 올라가고 백반 부위 체온도 올라가서인지 엑시머 레이저 파워 400으로 치료받다가 화상을 몇 번을 입었기에 300으로 내려서 몇 개월을 받아오다가 10월, 갑자기 아침저녁으로 차가운 기운을 느끼는 계절이라 320으로 올린 것이다. 생각보다 붉은 반응이 미미하더니 이내 잦아든다. 다시 시작하는 것이다. 320에서 파워를 조금씩 올리면서 치료하면 된다. 멜라닌이 이곳저곳 인사를 하니 하얀 부위가 검어지는 날들이 쉬이 올 것으로 생각하면서 가성카탈라제 연고를 바르고 다독거린다.

며칠간 갑자기 초겨울 같은 차가운 한기를 느낀 날이었는데 오늘은 조금은 햇살 아래 따뜻한 기운이 느껴진다. 노란 국화꽃 향기가 가을스럽다.

> *자신의 건강을 위한*
> *사랑과 노력은 아끼지 말아야*

슬퍼할 수 없는 나

잔인한 계절이라는 4월도 벌써 중순에 접어들었다. 온 천지가 벚꽃, 진달래, 노란 개나리꽃이 만개의 얼굴로 꽃의 자태는 완연한 봄기운을 느끼게 한다. 며칠 전까지만 해도 꽃샘추위 뒤 기운이 남아 두께가 있는 옷, 어두운 빛깔의 옷을 입었건만 이제는 일교차도 20도 가까이 차이가 나면서 낮에는 한여름 기온의 더운날씨다.

엑시머 레이저 360으로 받고 있는데 저녁이 되면 붉은 반응에 가려움 증상이 나타난다. 엑시머 레이저 치료를 받는 그 의자에 앉으면 백반증이 더 나으리라는 희망의 마음을 갖고 앉아 왔으니 마음이 조금은 편하기도 하다.

오늘은 집무실 컴퓨터 앞 책상에서 벗어나 차 준비실 쪽 안락한 공간 테이블 의자에 앉아서 시집 한 권을 펼쳐 들었다.

나태주 시인의 시집 《꽃을 보듯 너를 본다》 '풀꽃 3' 시는 힘을 주는 시이다.

/ 풀꽃 3

기죽지 말고 살아라
꽃피워라
참 좋다

백반증을 앓고 있어도 기죽지 말고 꽃을 피우고 향기를 전하는 삶을 산다는 것은 행복이다. 일하는 집무실 의자와 안락한 공간의 의자에서 시를 읽는 의자의 느낌은 달랐다. 가끔은 익숙한 의자가 아닌 불편한 의자, 다른 공간의 의자에 앉아 보면 또 다른 세상이 보인다.

꽃 피울 수 있는 내가 참 좋다.

꿈 이야기

꿈의 방향으로 자신 있게 나아가세요. 상상했던 삶을 살아보세요.
- 헨리 데이비드 소로(1817-1862), 수필가 겸 철학자 -

자라를 한 자루 선물 받는 꿈

5일 만에 백반증 치료를 위해 피부과를 들렀다. 여전히 340 파워로 몇 개월을 진료받고 있는데 20~30 파워 올려서 치료 하고 싶다고 말하고 싶다. 환자가 나름대로 계획을 가지고 의사한테 요구하는 것도 필요하다고 생각이 든다.

밤잠에서 꿈을 꾸었는데 아침까지 지난밤 꾼 자라 꿈이 생생하게 잔상이 남아있다. 커다란 자루 속에 맨 위 자라가 가장 크고 아래쪽으로 자라가 가득 든 자루는 선물을 받는 꿈이었다.

몸도 가볍게 마음도 상쾌한 아침, 자라 꿈까지 꾸었으니 무슨 행운의 일이라도 내게 달려와 주었으면 하는 마음 간절하다. 종일 자라 꿈 장면이 생각나서 인터넷에 자라 꿈 해석을 찾아보았다. 자라 꿈 해석에서 주머니에 자라가 들어 있는 해몽인 즉,

'횡재수가 들어올 꿈으로 재물이 생겨나는 길몽이다.'

이렇게 해몽되어있다.

자라 꿈 해석에서 길몽 꿈도 있고 흉몽 꿈도 있다는 것을 알았다. 물론 모든 사람은 해몽을 믿고 싶고 길몽은 꿈풀이처럼 이루어졌으면 하는 마음을 갖고 있다.

자라 꿈 해석 인터넷 꿈풀이가 재미있다. 자라는 예로부터 영험한 동물로 여겼는데 이런 영험한 동물이 꿈에 나온다면 정말 기분도 좋아진다고 한다.

대부분 자라 꿈 혹은 거북이 꿈 같은 경우들은 길몽에 속하는데 거북이 같은 경우는 십장생 중에 한 마리에 속한다.

길몽은 꿈풀이처럼
이루어졌으면 하는 마음 간절하다.

◆ **자라를 잡는 꿈**
자신이 소속되어 있는 회사나 단체에서 인정받게 되고 명예가 상승하게 됨을 의미하는 꿈

◆ **자라가 점점 커지는 꿈**
현재 자신이 하는 일 또는 사업이 크게 번창하여 부를 누리게 될 수 있음을 의미

◆ **자라가 거북이로 변하는 꿈**
사업이 더욱 번창하게 되어 성공을 누리게 되는 꿈

◆ **주머니 속에 자라가 들어 있는 꿈**
횡재수가 들어올 꿈으로 재물이 생겨나는 길몽

◆ **자라 떼가 줄지어 집 안으로 들어오는 꿈**
여기저기에서 재물과 먹을거리들이 들어오게 됨을 의미하는 꿈

◆ **자라가 산을 오르고 있는 꿈**
직장인이라면 승진하게 될 수 있고, 시험을 앞둔 학생이라면 합격을 의미하는 꿈

◆ **땅을 파던 중 여러 마리의 자라가 나온 꿈**
새로운 연구 또는 논문을 발표하게 되거나, 유물이나 보물을 발견하게 될 수 있음을 예견하는 꿈

◆ **자라가 알을 품고 있는 꿈**
뛰어난 아이디어로 재물을 모으게 될 수 있음을 의미하는 길몽

◆ **자라가 뱃길을 인도해주는 꿈**
  귀인을 만나게 되어 중요한 때에 도움을 받게 되며, 모든 일이 다
  잘 풀리게 되는 길몽

◆ **자라를 잡으려다 놓치는 꿈**
  좋은 성과를 거두지 못하게 될 수 있음을 암시하는 꿈

◆ **쌀독 안에 자라가 들어 있는 꿈**
  재물이 들어오게 되고, 먹을거리들이 풍족해 짐을 의미하는 길몽

◆ **자라가 피를 흘리는 꿈**
  길몽 중 하나로 더할 나위 없이 좋은 운이 들어오게 될 꿈

새 시대가 열리고

꿈을 이루는 데 걸리는 시간 때문에 꿈을 포기하지 마세요.
어차피 시간은 지나갈 것이니까요.
- 얼 나이팅게일 -

한국 사회가 어수선하여라

우리 사회는 조국수호대 조국 퇴진이라는 형세로 서초동이니 광화문 집회로 정치, 경제, 사회가 어수선한 현실이다.

시절이 어수선하여도
정치 경제가
혼란스러워도
내 몸 백반증에 대한
혼란은 없어야 하리라
정신적, 육체적인 안정과
평안을 찾는 것
누구보다도 필요한 것
나를 찾아
성찰하고 강하게
붙들어야 하는
주체는
바로
자기 자신인 것을

제 20대 대통령 당선인

엑시머 레이저 파워 340으로 치료받고 7일만인데 제20대 대통령선거일 휴무일인 관계로 치료받지 못했다. 오늘은 꼭 가야 하는 날이다. 레이저 파워를 좀 올려달라고 해야겠다는 생각이 든다. 염려되는 건 봄이 되었고 햇살이 강해지는데 엑시머 레이저 파워를 올리면 화상이 두려워지기도 한다. 어쨌든 파워를 올려야 하는 시기이다.

2022년 3월 9일은 제20대 대통령선거일로 개표가 시작되고 새벽 4시까지 궁금증이 발동되어 TV 앞에 앉아있는 자신이었다.

민주당 이재명 후보와 국민의힘 윤석열 후보 간 새벽까지 초박빙 46.8%와 47.6%로 결국은 국민의 힘 윤석열 후보가 당선 유력으로 발표가 나고 새벽녘에 민주당 이재명 후보는 패배 선언을 발표하였고 윤석열 후보는 승리 감사 인사로 마무리가 되는 날이었다.

제19대 대통령 문재인 정부에서 제20대 대통령 윤석열 정부로 이양되고 2022년 5월 9일부터는 새 정부의 시대가 열리게 된 것이다.

공정과 정의 통합의 정치를 공약한 만큼 법과 질서에 의한 민주주의가 성숙하고 세계 속의 대한민국으로 우뚝 서는 대통령의 역할을 간절히 소망하는 날이었다. 대선 정국의 비난, 비평, 불평은 끝없이 이어지고 국민은 코로나 오미크론 감염병까지 정말 혼란스럽고 평화롭지 못한 정국이다. 인간관계 원칙에서 비난. 비평, 불평하지 말라는 내용이 생각난다. 개인이든 나라이든 우호적이고 평화 관계가 유지되려면 비비 불을 실천해야 하지 않을까?

5월 10일은 새로운 역사의 시작으로 제20대 대통령 취임식으로 윤석열 대통령 당선인의 임기 첫날이다. 2022년 5월 9일 제19대 문재인 대통령은 대통령으로 마지막 근무 날이다. 과거가 되는 대통령, 현재가 되는 대통령 역사의 두루마리는 또 이렇게 감기어 간다.

백반증을 가진 나도 나와 백반증 관계를 잘 유지하려면 백반증에 대한 비난, 백반증에 대한 비평, 백반증에 대한 불평을 늘어놓기 보다는 더 긍정적으로 지신의 백빈증을 치료하고 생활하는 마음 먹기가 필요하나

새 시대 불평을 늘어놓기 보다는
더 긍정적인 마음 먹기

세상은

아름다운 곳이야

다른 사람에게

흔들리지 말자

기죽지 말고 살아라

꽃 피워라

참 좋은 너란다

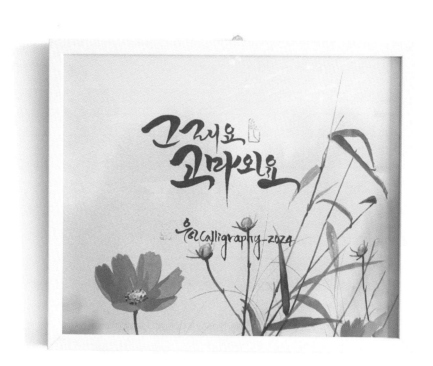

늘어나는 것과 줄어드는 것들

자연과 가까울 수록 병은 없어지고,
자연과 멀수록 병은 가까워진다.
- 요한 볼프강 폰 괴테 -

떨어지는 잎새와 떼어내는 잎새

대체로 엑시머 레이저 치료를 한 후 3~4시간이 지난 후에 반응한다. 엑시머 레이저 파워 320으로 진료 후 아무런 반응이 없다. 다음에 20정도 올려 340으로 치료하자고 해야겠다.

천사의 나팔 반려 식물을 업무실로 옮겼는데 아래쪽 잎들부터 말라간다. 맨 아래 잎이 시들시들 노란색으로 변하더니 어느 순간 바닥에 떨어져 있는 잎새가 되었다. 내가 떼어내는 잎새와 자연의 순리에 의해 떨어진 잎새를 보는 느낌이 이렇게 다른지 처음 느껴본 것이다.

오 헨리(1989년 미국 노드 캐롤아니아주에 있는 그린즈 포드에서 태어난 단편 작가)의 《마지막 잎새》글이 생각난다.

화가들이 모여 사는 예술가촌 마을에서 이야기다.
주인공은 메인주 출신의 수잔 화가 지망생 소녀, 캘리포니아주 출신의 존시 화가 지망생 소녀, 지하실에 사는 베르만 노인 화가 3자 구도 관계에서 일어나는 일에 대한 단편 이야기로 담쟁이 잎사귀 덩굴이 떨어지면 죽을 것이라는 존시에게 베르만 노인이 마지막 잎새를 그려놓음으로써 생명의 의지를 갖게 되었다는 줄거리로 베르만 화가의 걸작 마지막 잎새가 탄생한 것이다.

이렇게 짧은 이야기가 오랜 시간 동안 전 세계인의 가슴을 울렸다는 것이 아주 인상 깊다. 오 헨리의 단편 소설들은 특히 잘 알려준 크리스마스 선물 (델라의 금빛 머리카락을 잘라 팔아 산 짐의 시곗줄과 시계를 팔아 델라의 빗을 사서 주고받은 크리스마스 선물)이라든지 사람의 가슴을 찡하게 만드는 무언가가 있다. 사람들의 로망을 일깨워 준다고 표현해야 할까?

내가 떼어냈던 잎과 떨어진 잎의 의미를 더 되새겨보기 위해서다. 천사의 나팔도 마지막 잎새를 지켜주겠지. 희망을 가져본다. 베르만 노인 화가처럼 천사의 나팔 잎새를 그려놓고 싶은 심정이다.

늘어나는 것과 줄어드는 것

시간이 참 빠르다. 사람들은 말하기를 세월은 자기의 나이 속도만큼 지나간다고 한다. 임인년 검은 호랑이의 해라고 하는 2022년이 슬그머니 밝아오온지 벌써 1월 중순에 접어들었다.

코로나19로 시작된 바이러스의 혼란 속에서 새로운 변이오미크론으로 다시 지구를 움츠러들게 한다. 타종 소리가 들리고 새해의 기쁨을 말하지만 무덤덤해지는 연륜이라는 것이 조금은 슬픔으로 다가온다. 시간의 흐름 속에 늘어나는 것과 줄어드는 것에 대한 생각에 잠긴다.

늘어나는 것들

식탁 위에 영양제, 비타민, 종합영양제, 젖산균, 콜라겐, 오메가 오일 등등 식탁 위에서 키 재기하듯 식탁의 영역 다툼을 하는 듯 앞서거니 뒤서거니 즐비하게 늘어난다. 탄력 잃은 얼굴 손 몸 이곳저곳 거뭇거뭇 검은 반점에 한 가닥 두 가닥 가느다란 주름이 늘어간다.

줄어드는 것들

코로나19의 장기화로 인해 물가는 하늘 높은 줄 올라가니 지출액이 많아져서 줄어드는 돈, 아쉬움의 덩이만 더 커진다.

늘어나는 것들의 형태는 세월의 흐름의 흔적이요. 줄어드는 것들의 형태는 시대 변화의 흔적이다. 어떤 형태의 것들이든 수용하고 적응하여 살아가야 한다는 것을 자연의 이치의 가르침에서 배운다.

2010년 무렵 영미권에서 시작되었다는 최소화한 생활(minimal life)은 필요한 것 이외에는 가지지 않는 생활 방식이다. 적게 가짐으로써 여유를 가지고 삶의 중요한 부분에 집중하는 것에 의의를 둔다. 물건을 적게 가지는 것뿐 아니라 '단순하고 의미 있는 삶'을 추구하는 방식이다. 생활 속에서 최소화한 생활을 실천하는 사람은 '미니멀리스트(Minimalist)'라 한다. 늘어나든 줄어들든 이제 의미 있는 삶을 추구함으로써 행복을 찾는 생활이 필요하다.

2010년대 일본에서는 5060세대에 단샤리 열풍이 불었다고 한다. 단샤리의 뜻은 '필요 없는 것을 끊고 버리고 떠나는 것'이라고 한다. 일본에서 거품 경제라 불렸던 경제적 호황을 누렸던 세대가 퇴직을 앞두고 노후에 난민이 되지 않기 위해 선택한 것이라고 한다.

박귀수 저서《내려놓는 삶, 받아들이는 삶》에서 성공한 사람 중에서도 자기 삶에서 '빼기의 미학'을 실천한 사람들도 많다. 미국의 사상가이자 문학가인 헨리 소로(Henry Thoreau)는 월든 연못가에 오두막을 짓고 홀로 2년 2개월을 살았습니다. 이때 쓴 <월든>은 미국 문학의 고전으로 지금까지도 널리 읽히고 있습니다. 소로는 이때의 삶의 관에 이렇게 말했다.

"나는 삶에 깊이 파고들어 그 골수를 빨아들이면서 단단하고 단순하게 살고 싶습니다. 내게 속하지 않는 모든 그것을 깔끔하게 제거하여 삶을 극한까지 몰아넣습니다. 가장 기본적인 형태로 단순하게 만듭니다."

단순하고 의미 있는 삶을
추구하는 방식인 미니멀라이프,
빼기의 삶을 실천하자.

/ 가끔 눈을 감으면

가끔 눈을 감으면
내 몸은
온기 가득 품은
바닷가에 앉아있다

다시 눈을 감으니
어느새
내 마음도
쫄래쫄래 따라와
포근한 방석 닮은
바다 위에 누워있네!

눈을 감으면
반짝이는
모래알 밤 별 되어
어둠길 배웅한다

가끔 눈을 감으면
바다!
그 바다 어디인지 몰라도
몸과 마음의
안식처가 된다

이제 화상쯤이야

마음의 평화를 원한다면 자신의 생각과 싸움을 그치기를.
- 피터 맥윌리엄스 -

자신을 놓아 버린다는 것은

프리드리히 니체의《차라투스트라는 이렇게 말했다》방랑자 편에서

'많은 것을 보려면 자기 자신을 놓아 버릴 줄 알아야 한다. 산을 오르는 모든 사람에게는 혹독함이 필요하다.'라고 말했듯이 화상쯤이야 이제 놓아 버릴 때가 된 것이다. 완치라는 산을 오르는 나는 이런 혹독함쯤은 극복해야 하는 것이다.

2022년 설날 연휴도 막바지 금요일 주말이 가까이 와 있는 날이다. 봄이 들어서는 날이라는 24절기 중 첫 번째 날인 입춘이다. 사람들은 입춘에 옛 조상들은 집마다 '입춘대길(立春大吉)", "건양다경(建陽多慶)'을 써서 문에 붙여 집집마다 복이 가득하기를 기원했다고 한다. 입춘을 챙기는 사람들은 지인들에게 카톡으로 입춘에 대한 소망을 이미지나 글로 기원 메시지를 주고받기도 한다.

긴 설날 명절 동안 엑시머 레이저를 치료받지 못했기에 1주일 만에 피부과를 찾았다. 엑시머 레이저 340 파워로 치료한지 몇 개월 되었지만 틈을 두고 진료할 때는 파워를 올리는 것은 화상이 염려되니 그대로 받게 된다.

항상 엑시머 레이저 진료 후 몇 시간이 지나고 저녁 늦게 반응이 오는데 듬성듬성 붉은 반응이 있고 간지럼이 느껴진다. 하룻밤 지나니 다시 붉은 기가 가라앉고 염려했던 그것 더 평안한 마음을 갖게 되어 안정을 찾는다.

많은 것을 보려면 자기 자신을 놓아 버릴 줄 알아야 한다.

566일 만에 야외 마스크 벗어 던지고

가정이라는 작품은 사랑이라는 색으로 그려진다.
- 조지 산타야나 -

가정의 달 5월

아름다운 계절, 가정의 달이라고 하는 5월이다.

5월은 많은 기념일이 있는 달이다. 첫 번째 5월 1일은 근로자의 날이고, 5월 5일은 어린이날이다. 5월 8일은 어버이날이자 부처님 오신 날. 5월 15일은 스승의날, 5월 16일은 성년의날, 5월 21일은 부부의 날이다. 근로자, 어린이, 어버이, 성년, 부부의 날까지 나아가서 부처님을 기념하는 날로 가정적인 달이어야 하는 소중한 날들이다.

2019년 코로나19 출현 후 마스크 의무 착용 발표 566일 만에 야외 마스크 해제의 날인 5월 2일이 포함된 달로 기념일로 기억될 날이다.

내 몸의 친구 백반증도 이 아름다운 계절엔 좀 더 멜라닌 색소가 고개를 내밀었으면 좋겠다. 가성카탈라제 연고 사용과 엑시머 레이저 파워 360으로 진료는 계속되고 있다. 대부분의 백반증 환우는 가성카탈라제라는 치료 연고를 공동구매 해서 필요한 만큼 유료나눔을 한다. 백반증 카페를 통해 알게 된 바르미님으로부터 가성카탈라제 연고 유료나눔을 배려 받은지도 몇 년이 되었다. 말없이 조용히 유료나눔을 실천해 주시니 고맙고 감사드릴 분이다. 4월엔 여행으로 인해 나눔이 지연되었는데 5월 나눔을 해 주신다고 하니 기다려야 한다.

시간의 흐름 속에 평안한 마음으로 기다리자. 고마운 분의 마음이 전달될 때까지 기다리는 것도 나를 사랑하는 것이다.

기다리는 것도 나를 사랑하는 일이다

여름이 와도 두렵지 않아

햇볕 아래 살고, 바다를 헤엄치고, 야생의 공기를 마셔라.

- 랄프 왈도 에머슨 -

마음먹기에 달렸지

엑시머 레이저 450 치료 받은 후 붉은 반응이 있지만 쓰라리거나 신경이 쓰이지는 않았으니 마음이 편하다.

5~6일이 경과 한 후 레이저 진료를 받았을 때 붉은 반응이 심하다는 걸 알아간다. 코로나 2년째 여름은 유난히 비가 오는 날이 잦다. 날씨도 온도차가 몇일 간격으로 심하다.

백반카페에서 백반증 환우들은 백반 부위를 커버하는 제품으로 커버한다고 하는데 목, 어깨 주변이라

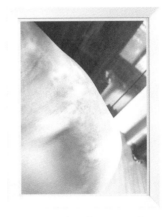

발병 후 3년 4개월째
– 2021년 5월 엑시머 450파워 진료 이후

목 폴라티, 스카프 등으로 멋을 내고 날씨가 좀 더 더워지면 목과 어깨와 가슴 부분을 조금 더 드러내야 하는 계절이기에 그동안 즐겨 휘감고 다녔던 스카프들을 옷장 속으로 보관해야 하니 조금은 슬픈 계절이다.

한편 외국인 중에서 백반증이 있는 마이클 잭슨, 미국의 트럼프 대통령을 보면 신경을 쓰지 않고 대중들 앞에 나서는 것을 보면 마음먹기에 달려 있다는 것을 알아간다.

여름이 오면

백반증이 온 이후로 4번째 여름을 맞는다. 여름이 오면 두꺼운 옷들이 장롱으로 들어가고 가벼운 옷들을 꺼내야 한다. 한겨울 동안 두꺼운 목도리로 스카프로 백반증 부위의 목과 어깨를 감추고 마음 편하게 다녔지만, 여름은 옷과 스카프 액세서리에 신경이 쓰이는 계절이다. 목 부위 백반증을 가리고 다니느라고 스카프, 목이 있는 블라우스, 목만 가리는 개성 있는 옷들을 챙겨준 지인들이 고마웠다.

6월이 오면 기온이 올라갈 것이고 더 얇은 옷들을 입고 다녀야 하는 계절이다. 다른 해 보다 작고 얇은 스카프마저도 걸리적거리고 불편해진다. 스카프를 하지 않아도 백반증이 있는 목이 좀 노출이 되어도 '이제 괜찮지 않니?' 하고 자신에게 물어본다. '그래 이제 좀 괜찮아졌어. 스카프 하면 덥잖아. 그냥 다녀' 이렇게 대답한다.

4년여의 백반증 치료 많이 좋아졌다. 올여름에는 좀 더 자신을 가지고 여름옷을 즐길 수 있을 것 같다.

엑시머 320 하향

엑시머 레이저 진료 간격이 7일째 되는 날이다. 그동안 360으로 진료받아왔는데 엑시머 레이저 기기를 교체했다고 320 정도로 치료받으라고 한다.

교체 전 360으로 받았을 때는 진료 후 붉은 반응이 없이 적응했는데 기구 교체 후 320으로 하향하고 7일 간격 후 오후 5시에 받고 몇 시간 후 붉은 반응이 보이더니 화기에 데인 증상처럼 화끈거림이 있다.

엑시머 레이저 이후 붉은 반응이 있어 화상연고를 바른다. 그러면 며칠 지나면 괜찮아진다. 백반증 부위가 멜라닌 색소가 조금씩 올라온다. 점점 더워지는 날씨다 보니 조금 더 백반 부위를 노출해야 한다. 하지만 마음먹기에 달렸다.

우리동네 길거리 과일가게 아저씨가 있다. 하루도 빠짐없이 길거리 과일가게를 차린다. 과일가게 아저씨는 얼굴과 손 부위가 백반증이었다. 얼룩덜룩 한 얼굴과 손이지만 평온하게 과일을 파는데 충실하다. 과일가게 아저씨는 멋진 인생을 살아가는 듯 하다.

우리는 다름을 인정하는 사회로 성숙시켜 나가야 한다.

‘다름을 인정하는 사람들’의 세상, 이런 사회가 아름다운 세상, 행복한 세상의 길목이 되지 않을까?

다름을 인정하는 사람들의 세상이 되기를

뺄수록 잘 팔린다는 세상

삶이 있는 한 희망은 있다.

- 키케로 -

내려 놓음과 평안함

달라이 라마, 탁닛한과 함께 21세기를 대표하는 영적 지도자로 손꼽히는 독일 출신의 에크하르트 톨레《삶으로 다시 떠오르기》에서 다음과 같이 '내려놓음'에 대해 다음과 같이 말하고 있다.

> 위대한 예술은 나를 내려놓는 일이다. 생각에 지배되는 삶이 아니라, 자기 내면에서 생각보다 더 깊은 차원을 발견하는 일이다. 우리는 이곳에 한계를 경험하기 위해있을 뿐만 아니라 한계를 뛰어넘기 위해있다. 나를'내려놓는 일'은 위대한 예술로 비유하고 있다. 그만큼 가치가 있고 인간 삶에 필요한 생산적이고 창조적인 철학적 사고이다.

근대철학자로 여겨지는 17세기 철학자 데카르트는"나는 생각한다. 고로 나는 존재한다"라는 유명한 말로 표현했다. 여기에서 "나는 존재한다"라고 말하는 것은 알아차림이라고 말한다.

나는 이제 백반증을 친구로 살아가고 있다는 것을 알아차리게 되었고 내려놓는 삶이 무엇인지도 알아차리는 경지에 다다랐다.

백반증을 가진 환우님들은 숨을 쉬고 밥을 먹고 잠을 자는 일상처럼 백반증 치료를 위해 매일매일 연고를 바르고 간격을 두고 피부과를 찾아 엑시머 레이저로 시술을 받거나 개인적 치료기를 사서 자가 치료를 하기도 하며 또한 다양한 방법으로 치료를 하고 있다. 필자는 가성 카탈라아제 연고 및 엑시머레이저 치료 방법을 택하여 몇 년간 치료를 하고 있다.

오늘도 어김없이 피부과 가는 날이다. 엑시머 레이저를 하고 난 날은 화상이라는 두려움으로 백반증 부위의 반응을 기다린다. 백반증 부위는 시시각각 다르다. 레이져 강도가 조금만 세면 화상을 입어 화상치료를 덤으로 해야 하기 때문에 긴장하지 않을 수 없다. 백반증 치료과정에서 스트레스와 불안감은 늘 함께 내 곁에 와 있다.

마음곁에 다가와 있는 스트레스와 불안감 해소를 위해 '내려놓음'과 '평안함'을 끝없이 찾고자 마음과 이야기한다. 사람들은 일어난 일에 대한 스트레스와 불안감에 휩싸이기도 하고 일어날 일에 대한 상상 스트레스와 불안감에 마음의 평안을 찾지 못할 때가 있다.

불안감의 형상은
첫째, 일어난 일(실상)에 대한 불안감
둘째. 일어날 일(상상)에 대한 불안감으로 나누어 정리할 수가 있다.

불안감에서 헤어 나오지 못하는 마음을 진정시키는 것 그것은 스트레스 없어질 것이고 불안감을 진정시킴으로써 마음의 평안을 느낄 수 있다.

많은 사람이 습관적으로 하는 명상 또한 참 좋은 스트레스 해소법이요, 불안감 진정 방식이다. 명상 방법을 통해 내려놓음을 한다면 마음의 평안을 쉽게 찾을 수 있다. 명상은 몸이 이완함으로 몸과 마음의 피로감이 도망가고 마음의 평안함이 생김으로 해야 할 일에 대한 여유가 생긴다. 바쁜 일상에서 짧은 시간의 명상도 여유가 없다면 길고 짧은 호흡으로 스트레스와 불안감을 해소할 수 있다.

스트레스와 불안감의 해소는'마음의 내려놓음'으로 평안함의 경지가 된다. 강추위가 계속되는 요즈음 몸은 춥지만, 마음조차 추워지면 얼음장 같은 영혼이 될 것이니 마음사랑이 더 필요한 시기이다.

나를 내려놓는 일이다.
생각에 지배되는 삶이 아니라,
자기 내면에서 생각보다
더 깊은 차원을 발견하는 일이다.

신문(중앙일보 중앙경제 2022년 7월 22일 수요일 1면 기사)을 보다가 재미있는 한 면을 발견했다. 디지털에디션 코너에서 '뺄수록 잘 팔린다' 요즘 식품업체에서 트랜드라고 한다.

소비자들이 반응이 좋은 식품은 무알코올, 저열량, 글루텐프리, 무지방, 슈가프리 등등 뭔가를 뺐다는 게 특징이라고 한다. 먹는 즐거움을 포기하지 않으면서도 건강을 챙기려는 트랜드 덕이라나.

그럼 내 인생의 건강도 챙기면서 행복을 위해서도 무언가 뺄 것이 있을까?

곰곰이 생각해보니 '마음'이란 그릇에서 무언가 뺄 그것밖에 없는 것 같다. 가장 쉬운 것은 무엇이지? 자신에게 물어보면 '야, 뭐겠냐 비우면 되는 거잖아. 내려놓으면 되는 거잖아'하고 말하는 소리가 들린다.

'마음이구나 마음의 그릇에서 무언가 빼보자.'

뺄 것이 어떤 것이 있을까?

백반증 치료는 길고도 멀고도 힘든 여정이다. 어차피 치료가 필요한 것이니 힘든 여정에서 무언가 뺄 것을 빼면서 치료하자. 백반증이지만 건강하고 행복한 나의 생활을 위해서 말이다.

마음의 그릇에서
조급함을 빼자.
그리고 마음의 그릇에
여유를 넣어보자.

/ 세상엔 공짜가 없다

어른들은
세상에 공짜가 없다고 한다

아이들은
세상에 공짜가 너무 많다고 한다

공기도 공짜
꽃향기 맡는 것도 공짜
하늘 보는 것도 공짜
개미 보는 것도 공짜
나이가 드는 것도 공짜라고

어른들과
아이들과의 차이
찌듦과
순수함의 차이일는지

살아지는 대로 살아가 보자

삶이 그대를 속일지라도, 슬퍼하거나 노여워하지 말라!
- 알렉산드르 푸시킨 -

살아지는 대로 살아가야 하는 거라네

긴 연휴로 백반증 엑시머 레이저 치료를 놓칠세라 피부과 진료시간이 시작될 때 병원을 찾는다. 코로나로 인해 요양원 면회가 중단된 지 오래였으나 한시적으로 해제된 요양원 면회 허용으로 인해 5월 8일 어버이날을 맞이하여 보여 노인전문병원에서 96세(1927년생)의 삶을 살고 계시는 시어머님을 뵈러 면회하러 갔다.

마스크로 입과 얼굴은 반쯤 가려도 큰딸, 작은딸, 아들은 쉬이도 알아보신다. 그러나 며느리는 마스크를 벗지 않으면 알아보지 못하고 보이지 않는 손주 이름만 외쳐대며 눈물을 닦아내는 시어머님이다.

무엇을 말하는 것일는지?

실타래처럼 엉켰던 마음을 다 풀었다고 다독거렸건만 여러 가지 모양으로 생긴 변이된 마음이 다시금 가슴을 톡 건드린다. 요양원이란 그 공간에서의 노년의 일상, 나도, 우리도 모두 늙어갈 텐데 하고 생각하니 꿈틀대는 그 아픔과 슬픔의 덩이를 씻어 내어본다.

늙음, 아픔과 슬픔을 씻어본다.
이제, 살아지는 대로 살아가자

마지막 엑시머 300

처서가 지나니 아침저녁으로 열어둔 창문으로 새어드는 바람이 가을답다. 코로나19 확진자는 몇 주 동안 2천여 명 아래에서 머물고 있다.

엑시머 레이저 5일째 되는 날이다. 주말이 끼어 있을 때는 엑시머 진료받는 날이 애매하다. 간격이 길면 늘 염려되는 것은 혹시나 화상을 입을까 봐서이다.

진료하기 전 백반 부위는 가성카탈라제를 바르고 주변 피부 부위는 선크림으로 바른다. 엑시머 치료에 대한 계획은 지속한다는 신념으로 오늘도 300파워로 치료를 마치고 저녁이 되어 어떤 반응일지 걱정이 되었다.

예상대로 몇 군데가 아주 붉은 반응과 신경 쓰일 정도의 상태가 되었다. 혹시나 해서 화상 항생제를 바른다.

끝없이 진행되는 치료에 가끔은 힘을 잃을 때가 있다.

아, 언제까지 엑시머를 위해 병원엘 가야하고 치료 후 이 신경이 쓰이는 상태를 겪어야 하는 걸까? 백반 치료는 다양하다. 환우들의 선택에 따라 한 의원에서 치료받는 사람, 연고와 엑시머로 치료를 받는 사람, 피부이식을 하는 사람, 갖가지 민간요법을 선택하는 사람, 병원에 엑시머 레이저에 의지하지 않고 개인적으로 우드 등을 사서 자작 치료하는 사람 등 다양하다.

어떤 방법이 정답인지는 모르겠다. 본인도 그러듯이 환우들도 헷갈리고 멈칫하고 혼란스러운 과정이겠다는 생각이 들지만, 누구보다 자신의 확고한 신념이 중요하다.

본인 경우는 연고와 엑시머 레이저 치료기기 활용의 방법을 선택하여 지속하고 있고 더디지만 작은 검은 피부들이 차에 오르는 결과에 희망을 품고 밥을 먹고 잠자듯 일상처럼 치료하고 있다. 벌써 3년째 접어들어 많이 호전되고 있으니 조금만 더 백반이와 자신에게 힘내자고 격려해 본다.

사람과의 관계는 풀어나가는 것이지 자르는 것이 아니다.

이제는 유작이 되어버린 지인의 글이다. 고인의 글이 아쉽고 안타까움으로 다가온다. 긴 글을 카카오톡에 남겨주신 분이 하늘나라 하늘길을 가신 날인 줄 그 누가 알았으랴. 인생이 덧없음이 온몸을 휘감는 날이다.

날 저무는 산길 벤치에 앉아…

작은 도시로 이어지는 산길을 걷다가 시간 여유도 있어 숲속 벤치에 앉아 숨을 고르니 뉘엿뉘엿해지는 소리에 나무들도 파르르 떨며 하모니 바람 소리를 낸다.

시간에 겁먹은 듯 까치 한 마리는 떨어질 듯 다급하게 스치며 저편으로 날아간다. 산 자전거 타는 건장한 젊은이도 길이 없는 듯 황급하게 되돌아간다. 검은색으로 서서히 짙어지는 공간 안에서 나무들 사이사이 타고 있는 황혼 색 빛 조각이 다시 한번 굴절하며 출렁이며 나뭇잎이 파르르 떨게 만든다.

이렇듯 숲은 세계 작게 흔들리며 산속에서 노을을 맞이한다. 빛이 서서히 어둠 속으로 스며든다. 바람 소리와 빛과 어둠의 조화에서 줄어 가는 삶과 시들어 가는 나의 영혼도 잠시 깨어난 듯 눈은 다시 숲속 길로 향한다. 작은 숲속 너머 남아있는 열려 있는 하늘길이 보인다.

그 길로 가다가 가다가 혹시 이런 산길 오솔길 벤치를 다시 만나거든 조용히 앉아 저물어 가는 나를 바라보며 이런 움직임을 통해 그분의 존재를 느끼며 가만히 미소 지어야겠다.

막다른 강을 만나고 운 좋게 물안개라도 피어오르면 오르기 전 강가에 서서 지나온 날들이 정말 좋았다고. 마지막 걸어온 하늘길이 너무 행복했다고 하며 기쁨으로 내 몸 실을 배를 무심하게 맞이해야겠다.

/ 가을을 타면서도 바빠지고

가을을 타면서도 바빠지고
세상일 열심히 가면서도
마음속 외로움 남는 것이
세상 사는 우리 이야기

주어진 환경에 지나친 저항은
마음의 평화를
무너뜨린다고 하니

누구나
고독한 존재 생각하며
외롭지만 평화를 기원하며
주어진 길 걸음마다 가볍습니다

어제 죽은 이들이
그렇게 살고 싶어 하던
오늘
이 가을을 바라보며

이재형 시인이 노래한 시 구절이 생각난다.

/ 살아지는 대로 살아가고 싶어라

바람이 불어
세월 실어 나르고 있지

(중략)

젖을 대로
젖은 마음은
한낱 햇살에도 잘 마르지 않지!

(중략)

뭘 더 바라고
뭘 더 가지려고
그리도 허겁지겁 서두는가?

바람 불어
낙엽 지는 나무처럼

살아지는 대로
살아가면 그 누가 뭐라 할까?

쉼 없이
흐르는 세월 속에
살아지는 대로 살아가고 싶어라

이젠 됐다. 받아들이는 나

변화는 우리가 추구하는 것이 아니라 우리를 변화시키는 것이다.
- 핸리 밀러 -

이 정도면 됐어

기약 없이 피부과를 다니며 엑시머 레이저를 받아온 세월 4년이 흘러갔다. 조금은 지치지만, 희망의 불씨가 커지고 있다.

어쩜 많이 좋아졌으니'이 정도면 됐어.'하고 자신에게 말할 수 있는 단계이다. 백반증의 흔적을 싹 지워버리고 싶은 마음 간절하지만, 오늘 진료를 받으면 내일은 검은 점이 송송 올라 올 것이라는 희망으로 줄기차게 지치지 않고 피부과를 잘 다녔다.

언젠가부터 엑시머 레이저 치료를 위해 병원에 가는 속도가 점점 느려지고 있다. 지금의 나를 받아들이고 있는 것이다. 더 사랑하고 있는 것일지도……

1,670여 일
백반증은
따가운 엑시머 레이저의
강렬한 빛을 만나왔고
하얀 연고 이불 삼아
검은 점 하나에 웃고
검은 점 손을 잡으면
또 웃었고
이제는

희끗희끗 백반을 보면
이제 됐다고
나직한 목소리로
나를 위로하고 있네!

세상에 절대적으로
좋거나 나쁜 것은 없다.
다만 생각이 그렇게 만들뿐이다.

다시 시작한 엑시머

몇십 년 동안 백반증을 치료하는 분들도 있고 나처럼 백반을 가진 분들은 치료하면서 많은 고민과 갈등을 겪는다고 생각한다. 필자도 4년 이상 치료를 하고 있는데 지치고 치료 욕구가 좌절되는 숱한 경험을 하였기 때문이다.

엑시머 레이저 치료를 받으러 주 2~3회 피부과 병원에 가는 것도 싫어지고 발걸음에 동력을 잃어 2달간을 아무 치료도 하지 않고 쉬어버리기도 한 날들도 많았다. 어쩜 잊어버리려고 애쓴 것 같다. 마음속에는 치료해야지 연고 발라야지 하면서도 마음 한구석에는 부담이 있었음을 애쓴 자신에게 칭찬 한마디 건네고 싶다.

우리는 살아가면서 어떤 것인가에 지치면 아무것도 하고 싶지 않을 때도 있는 것이다. 지치면 쉬어도 보고 오뚜기처럼 다시 힘을 내어 일어나기도 하는 것이다.

괜찮아,

'지금까지 잘 해왔잖아, 넌 꼭 할 수 있어. 잘될 거야'라고 힘찬 기운을 쏟아 넣어본다.

가끔은 실수하고 서툴러도 사랑스러운 사람이란다.
[어린 벗에게] 중에서

나태주 시인의 시집 <너무 잘하려고 애쓰지 마라> 시가 힘을 준다.

/ 너무 잘하려고 애쓰지 마라

너

너무 잘하려고 애쓰지 마라

오늘의 일은 오늘의 일로 충분하다

조금쯤 모자라거나 비뚤어진 구석이 있다면

내일 다시 하거나 내일

다시 고쳐서 하면 된다

조그마한 성공도 성공이다

그만큼에서 그치거나 만족하라는 말이 아니고

작은 성공을 슬퍼하거나

그것을 빌미 삼아 자신을 나무라거나

힘들게 하지 말자는 말이다

나는 오늘도 많은 일과 만났고

견딜 수 없는 일들까지 견뎠다

나름대로 최선을 다한 셈이다

그렇다면 나 자신을 오히려 칭찬해주고

보듬어 껴안아 줄 일이다

오늘을 믿고 기대한 것처럼

내일을 또 믿고 기대하라

오늘의 일은 오늘의 일로 충분하다

너

너무도 잘하려고 애쓰지 마라

백반증 탄생 기념 5주년

2018년 2월 20일, 멀쩡한 내 몸에 백반증을 발견한 그날로부터 5년의 세월이 흐른 지금 2023년 2월 20일이 되었다.

백반증을 만난 지 5년이 흘러간 5주년 그냥 눈물이 주르륵 흘러내려 내 두 뺨을 뜨겁게 적신다. 손을 눈가에 갖다 대면 마음의 눈물로 가슴이 뜨거워진다.

'때론 눈물을 삼키는 것은 누군가에게는 힘이요, 사랑이란다.'

눈물을 삼키고 있는 백반증의 주인이 되어있다. 이 눈물을 삼키고 있는 자신을 더 사랑할 수 있는 사람이 되어 있으니 감사한 일이다.

이제,

백반증 완치는 아니지만 거의 완치라고 긍정하면서 남은 백반증도 더 사랑해야 함을 알아간다.

내 친구가 된 내 몸의 백반아! 더 사랑할게.

목향화 너에게서 배운다

봄날같이 따뜻했던 며칠을 시샘하는 꽃샘추위로 다시 두 손을 입에 갖다 대고 호호 불어 살짝 차가운 두 손을 녹여보는 겨울 같은 봄, 저만큼 뒤에서 지켜보는 듯한 날이다.

아침에 목련 나무를 만났다. 왠지 좋은 기운이 느껴지는 것, 백반증 엑시머 레이저 파워 370으로 진료 받으러 가는 날인데 내 몸에는 검은 멜라닌 꽃이 많이 피었으면 좋겠다. 목련이 피는 날 멜라닌 검은 꽃이 활짝 피기를 소망해본다.

/ 북향화

꽃샘이 숨바꼭질하는지!

꽃샘추위라는 이름을 머금은 3월

살짝 찬 기운 속으로

햇살이 부서지는

하늘을 향한

붓을 닮아 목필이라

명명 받은 꽃눈이

북쪽을 향하여

꽃을 피우려는 북향화

숭고함, 고귀함, 우애라는 꽃말을

가슴에 새겨준 꽃

그 누구보다

빨리 달려와

꽃향기 전해 줄

목련꽃

너에게서 배운다

독일 출신의 영적 교사인 에크하르트 톨레(Eckhart Tolle)《삶으로 다시 떠오르기》에서 행복을 이렇게 표현했다.

> 여러 시대를 거쳐 많은 시인과 현자들은 진정한 행복 '나는 그것을 순 수한 있음'의 기쁨이라고 부른다. 이 단순하고 거의 눈에 띄지도 않는 것들 속에 있음을 관찰해 왔다. 사람 대부분은 무엇인가 자신들에게 중요한 일이 일어나기를 끊임없이 찾아다니느라 사소한 것들을 계속 해서 놓친다. 실제로는 결코 사소한 것들이 아닐지도 모르는데

이 책 속에서 행복에 대해 서술한 이 문단을 읽으면서 사소한 것들에서 행복을 찾고 느낄 수 있다는 것으로 받아들였다.

한편 대문호이자 시인인 니체의《짜라투스트라는 이렇게 말했다》'정오에' 편에서 행복을 이렇게 말한다.

> '행복해지려면 아주 적은 것만으로도 족하다. 행복해지려면! 가장 적 은 것, 가장 조용한 것, 가장 가벼운 것, 도마뱀의 바스락거림, 한 번의 숨결, 한 번의 스침, 찰나의 느낌, 순간의 눈길, 바로 이처럼 작은 것들 이 최고의 행복을 만든다. 고요하라!'

처음 백반증이 내 몸에 찾아왔을 때 불행이란 단어로 가슴을 가득 채웠던 날이었는데 이제야 깨닫고 알아차리고 생활 속에서 인식되고 있는 나의 행 복을 찾게 된다. 어떤 것이 행복인지를 형상도 볼 수 없고 바람처럼 흩날려 가버릴지라도 안다는 것은 의미가 있는 삶이다.

긴긴 백반증 치료과정에서 열정과 긍정의 힘이 마음을 살려냈다. 나는 이 제 행복이 무엇인지 깨달았다. 행복이란 마음의 틈새에서 슬쩍 끄집어내는 것임을 알았다. 내가 찾은 행복을 써 내려가 본다.

행복이란

행복은
누가
이게 행복이야 받아라고
말하면서
툭 던져주는 것이
아닌 것임을
마음속
깊은 곳이 아니어도
얕은
마음의 틈새에서
그냥
슬쩍 꺼집어 내는 것임을
이런게
행복인거야 라고
말하면 되는 것임을

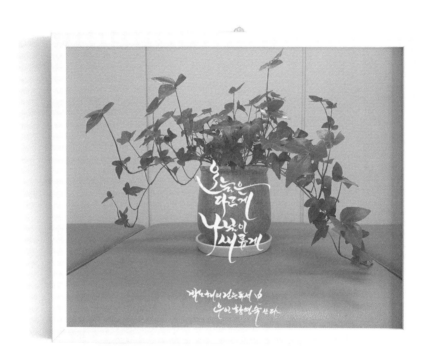

백반증인 나에게

'대단하다. 멋지다, 괜찮아, 점점 나아질 거야'라고 나만의 사랑법 긍정 확언 self_talk 귓속말을 해 준다.

난치병이라고 하는 불청객 백반증을 만난 이후 마음의 풍랑과 파도가 시작되었기에 마음 다스림을 위해 긍정의 에너지로 살아온 7여 년의 여정은 길고 긴 세월로 다가온다.

이젠, 내 마음에 고요가 찾아왔다. 내 마음은 고요한 바다가 되었으니 말이다. 그것은 '고요'요, '순수 있음'이요, 행복한 마음이다.

이 책이 나오기까지 7년이라는 시간 동안 백반증을 지극 정성으로 치료해 주신 구리 우리 피부과 권상진 원장님, 먼 곳에서 가성카탈라제를 유료 나눔 해주신 바르미님, 정신적인 동행자가 되어주신 ㈜카네기 성공 전략 연구소 대표 최염순 박사님과 마중물이 되어준 데일 카네기 코리아 이상목 강사에게 감사드립니다.

지금은 저 먼 하늘나라에 계시는 30년지기 시어머님이 그립습니다. 누구보다 사랑하는 남편, 아들, 딸에게 고맙고 사랑합니다.

긴긴 시간 백반증 치료를 받으면서 일기처럼 글을 써 왔기에 아프거나 혹시 같은 병으로 절망하고 방황하면서 살아가는 사람들에게 힘이 되고 도움이 되는 글이기를 희망합니다.

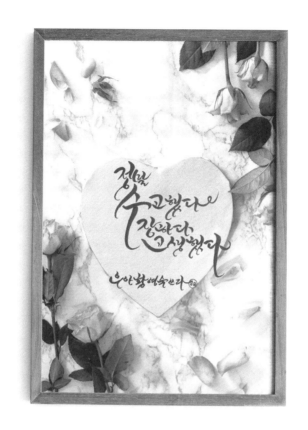

'이젠 됐다. 내 마음은 아무렇지도 않거든. 아픈 몸이 진정으로 나를 사랑하는 법을 가르쳐 주어 내 마음은 이제 살아나서 이제는 밝고 환하게 웃고 있으니까'

끝까지 읽어주신 소중한 당신께 진심으로 감사한 마음 전합니다.

우아 황영숙 쓰다

하나, 행복

/ 저자 자작시

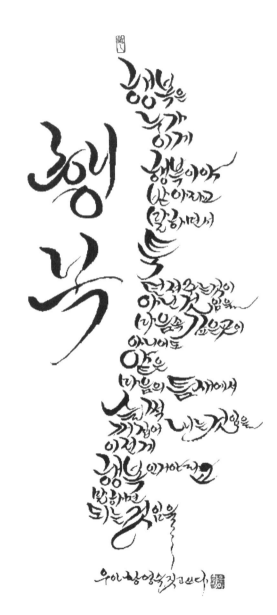

2023년
전국교원캘리그라피대전
캘리입상 작품

둘, 꽃

/ 김춘수 시인의 시

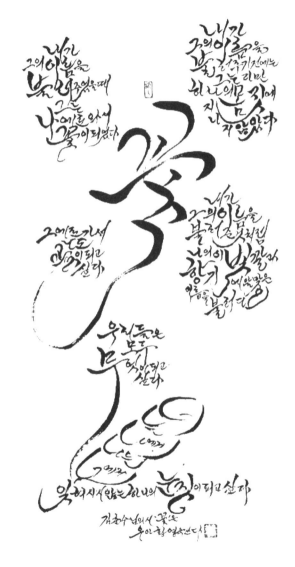

2023년
전국교원캘리그라피대전
캘리입상 작품

아픈 몸이 내 마음을 살리다

긍정의 에너지가 가득한 가슴 깊이 스며드는 삶의 이야기
난치병 백반증이란 친구와 길고 긴 여정 7년

초판 1쇄 인쇄 2024년 7월 20일
초판 1쇄 발행 2024년 8월 01일

지은이   황영숙
캘리그라피   우아 황영숙
책임 편집   그린칼라
인쇄, 제작   그린칼라
발행처   대유학당
출판등록   1993년 8월 2일 제 1- 1561호

인스타그램   https://instagram.com/wooah88
유튜브   https://youtube.com/@wooah88

ISBN   978-89-6369-158-9 (03510)